Manika Arora
Deepa Rajesh Mane

Genodermatoses orais

Manika Arora
Deepa Rajesh Mane

Genodermatoses orais

Um manual conciso das manifestações orais das doenças genéticas da pele

ScienciaScripts

Imprint
Any brand names and product names mentioned in this book are subject to trademark, brand or patent protection and are trademarks or registered trademarks of their respective holders. The use of brand names, product names, common names, trade names, product descriptions etc. even without a particular marking in this work is in no way to be construed to mean that such names may be regarded as unrestricted in respect of trademark and brand protection legislation and could thus be used by anyone.

Cover image: www.ingimage.com

This book is a translation from the original published under ISBN 978-3-659-87167-2.

Publisher:
Sciencia Scripts
is a trademark of
Dodo Books Indian Ocean Ltd. and OmniScriptum S.R.L publishing group

120 High Road, East Finchley, London, N2 9ED, United Kingdom
Str. Armeneasca 28/1, office 1, Chisinau MD-2012, Republic of Moldova, Europe
Managing Directors: Ieva Konstantinova, Victoria Ursu
info@omniscriptum.com

Printed at: see last page
ISBN: 978-620-8-61461-4

RECONHECIMENTO

"As batalhas da vida nem sempre são ganhas pelo mais forte ou pelo mais rápido, no final, o homem que ganha é o homem que pensa que pode..."

- Anónimo

Ao apresentar o meu trabalho sobre esta revisão concisa dos **GENODERMATOSES ORAIS,** agradeço ao poder supremo por tudo o que me foi concedido. Este esforço não teria sido possível sem a contribuição louvável dos meus professores, pais e amigos.

Manifesto a minha sincera gratidão e admiração pela minha querida professora e coautora**, a Dra. (Sra.) Deepa R Mane** M.D.S, leitora do Departamento de Patologia Oral e Microbiologia, pela sua orientação incansável, ideias, inspirações, encorajamento e pela sua presença tranquilizadora.

Do fundo do coração, agradeço aos meus queridos professores **Dr. (Sra.) Alka D. Kale M.D.S.** PhD Professor e Diretor, Departamento de Patologia Oral e Microbiologia e **Dr. (Sra.) Seema Hallikerimath M.D.S.** PhD Professor e Chefe, Departamento de Patologia Oral e Microbiologia, pela sua orientação, bênçãos e encorajamento constante.

Acima de tudo, exprimo a minha sincera gratidão aos meus **pais, Sr. Satish Arora e Sra. Madhu Arora,** à minha **irmã, Sra. Manogya Arora**, e aos meus **avós (Sr. Naresh Narayan Arora, Sra. Saroj Arora** e o falecido **Dr. Lakshmi Narayan Purohit) pelo** seu amor, apoio e sacrifícios sem fim, que me ajudaram a realizar os meus sonhos e me permitiram alcançar tudo o que desejei. Os meus sinceros agradecimentos aos meus **amigos (Dr. Rahul Nijhara, Dr. Manas Bajpai e Dra. Betina Chandolia)** e ao meu **mentor, Dr. Daisaku Ikeda**, por todas as suas bênçãos, orações, apoio incansável e amor.

Dr. Manika Arora

ÍNDICE DE CONTEÚDOS:

CAPÍTULO 1

INTRODUÇÃO ÀS GENODERMATOSES

A dermatologia, o estudo especializado das doenças da pele, tornou-se uma subdivisão importante da prática da medicina, não só devido às muitas doenças primárias que afectam a pele, mas também devido às manifestações cutâneas comuns de doenças viscerais ou sistémicas mais profundas.[1]

Existem várias doenças dermatológicas que têm uma etiologia genética ou uma predisposição genética. Estas doenças de pele geneticamente determinadas são designadas **por "genodermatoses"** (Geno: Genetic and dermatoses: skin lesions).[2]

Uma genodermatoses pode ser definida como "um fenótipo cutâneo causado por uma única mutação, que pode ser uma mutação pontual, uma deleção ou uma aberração cromossómica".[3] As genodermatoses não precisam de ser hereditárias. Muitas delas também ocorrem exclusivamente de forma esporádica[3].

A camada epidérmica da pele e os componentes amelodentinários (o esmalte e a dentina) dos dentes derivam de uma origem embriológica neural comum do ectoderma. Como resultado, existem muitas doenças cutâneas primárias que encontram as suas manifestações na cavidade oral, afectando a mucosa oral e a dentição. As doenças que derivam destes componentes e do mesênquima neuroectodérmico são designadas **por "neurocristopatias"**, significando qualquer doença resultante de um mau desenvolvimento da crista neural.[4] Algumas destas genodermatoses caracterizam-se particularmente por alterações no processo normal de queratinização, tendo sido especificamente designadas por **genoqueratoses.**[1]

Existem muitas genodermatoses que têm caraterísticas orais distintas que podem ajudar a identificar ou confirmar um diagnóstico genético. Por conseguinte, é da maior importância para um dentista reconhecer não só que algumas dermatoses exibem lesões concomitantes das mucosas orais, mas também que a manifestação de algumas doenças pode ser precedida por lesões orais.

CAPÍTULO 2

A GENÉTICA DA PELE E OS SEUS PRINCÍPIOS DE TRANSMISSÃO

Estamos agora no meio de uma acumulação de informação genética precisa e detalhada sobre muitas das doenças hereditárias da pele. Isto deve-se a uma maior sensibilização para o agrupamento familiar de doenças, mas sobretudo à oportunidade de aplicar o conhecimento do genoma humano sequenciado[5].

A compreensão dos princípios genéticos e dos seus métodos, juntamente com o conhecimento da terminologia da genética, é essencial para a compreensão das várias bases moleculares, do agrupamento familiar e do tratamento genético de muitas doenças da pele.[5]

Um segmento de ADN dentro de um cromossoma que tem uma função genética específica é designado por **gene.** Cada gene é um pedaço de informação genética. Cada cromossoma é constituído por milhares de genes. Cada célula humana é composta por 23 pares de cromossomas. A informação genética de cada indivíduo está presente nestes 23 pares de cromossomas. Um par é designado por **cromossomas sexuais**, que são XY nos homens e XX nas mulheres. Os restantes 22 pares de cromossomas homólogos são designados **por autossomas.** Os pares de cromossomas autossómicos são designados **por pares homólogos** e dois cromossomas do mesmo par são designados por **cromossomas homólogos.**[6]

A informação genética tem a forma de um código químico (ADN) (o ***código genético).*** Por vezes, podem ocorrer variações no código genético durante a nossa vida devido a várias razões, como a exposição a radiações ou a determinados produtos químicos. Devido a estas variações no código genético, os genes tornam-se defeituosos, pelo que a informação genética contida nos genes não é lida corretamente ou não é lida de todo. Esta variação num gene que o torna defeituoso é chamada **mutação.** Um gene defeituoso (mutado) pode causar um problema no desenvolvimento e funcionamento de diferentes sistemas ou órgãos do corpo e resultar numa doença genética.[7]

Estes genes mutantes são transmitidos através de leis mendelianas ou não mendelianas, resultando em doenças sistémicas. Estas são classificadas como **doenças hereditárias[8].**

A doença familiar é reconhecida pela ocorrência de um carácter numa família claramente superior à sua ocorrência esperada na mesma população. Um **carácter congénito** está presente no nascimento ou antes dele[8].

O genótipo de um indivíduo indica os caracteres transmitidos através dos genes. A expressão física destes caracteres é designada **por fenótipo.**[5]

Os caracteres autossómicos são transportados pelos autossomas (22 pares de cromossomas). **Os caracteres ligados ao sexo** são transportados pelos cromossomas sexuais (X/Y).[5]

Os genes estão localizados em determinados loci cromossómicos como **alelos.** Dois alelos diferentes num determinado locus de um par de cromossomas indicam **heterozigotia,** enquanto que alelos idênticos num locus indicam **homozigotia.**[5,9]

Quando o gene mutante se encontra no cromossoma X, a condição produzida é denominada **ligada ao sexo** ou, mais precisamente, **ligada ao X.** Os machos com a expressão de caracteres ligados ao X (alelos não emparelhados) são designados **por alelos hemizigóticos.**[5,9]

A transmissão ligada ao sexo também pode ocorrer através dos cromossomas Y, o que se designa por **transmissão holândrica.**

Um **carácter dominante** é definido como aquele cuja expressão fenotípica é possível no estado heterozigótico. Um **carácter recessivo** manifesta-se apenas no estado homozigótico.[5,9]

Com base nestes caracteres, são possíveis quatro grandes padrões de transmissão genética: **Autossómica dominante (AD), autossómica recessiva (AR), dominante ligada ao X (X-L-D) e recessiva ligada ao X (X-L-R)[519].**

Autossómica dominante: As pessoas afectadas por doenças autossómicas dominantes têm um progenitor afetado e a doença é transmitida de geração em geração. Os homens e as mulheres são afectados em números aproximadamente iguais, e ambos podem transmitir a doença. Em média, quando uma pessoa afetada é casada com uma pessoa não afetada, metade dos filhos terá a doença.[5,9]

Figura 1 (A)

Autossómica recessiva: Normalmente, as doenças autossómicas recessivas raras ocorrem em irmãos, cujos pais não estão afectados. Os pais estão mais frequentemente relacionados entre si do que a média, e quanto mais rara for a doença, mais provável é essa consanguinidade parental. Desde que os indivíduos afectados não casem com um familiar, é pouco provável que os seus filhos manifestem a doença. Verifica-se um aumento da homozigotia e, consequentemente, o aparecimento de traços recessivos indesejáveis.[5,9]

Figura 1 (B)

A consanguinidade desempenha um papel reduzido nas doenças raras recessivas ligadas ao X e/ou autossómicas dominantes. Os portadores de um gene recessivo são normalmente normais do ponto de vista clínico; uma exceção notável é o facto de os portadores do gene para a anemia de Fanconi terem uma incidência aumentada de tumores malignos da pele e das mucosas.[5,9]

Ligada ao X dominante: Tanto os homens como as mulheres são afectados e o padrão de pedigree pode assemelhar-se superficialmente ao da herança autossómica dominante. Existe, no entanto, uma diferença importante. Um homem afetado transmite a doença a todas as suas filhas e a nenhum dos seus filhos. A herança dominante ligada ao X, letal nos homens, foi postulada como um mecanismo na incontinência pigmentar, uma doença quase sempre limitada às mulheres. Os machos afectados podem ser abortados espontaneamente ou morrer antes da implantação.[5] Figura 1 (C)

recessivo ligado ao X: Estas doenças ocorrem quase exclusivamente em homens, mas o gene é transmitido por mulheres portadoras, que têm o gene apenas numa única forma (estado heterozigótico). Os filhos de um homem afetado serão normais (uma vez que o seu único cromossoma X provém da sua mãe clinicamente não afetada). As filhas de um homem afetado serão todas portadoras (uma vez que todas tiveram de receber o único cromossoma X que o seu pai tinha, e esse cromossoma X transporta a cópia mutante do gene relevante).[5] Figura 1 (D)

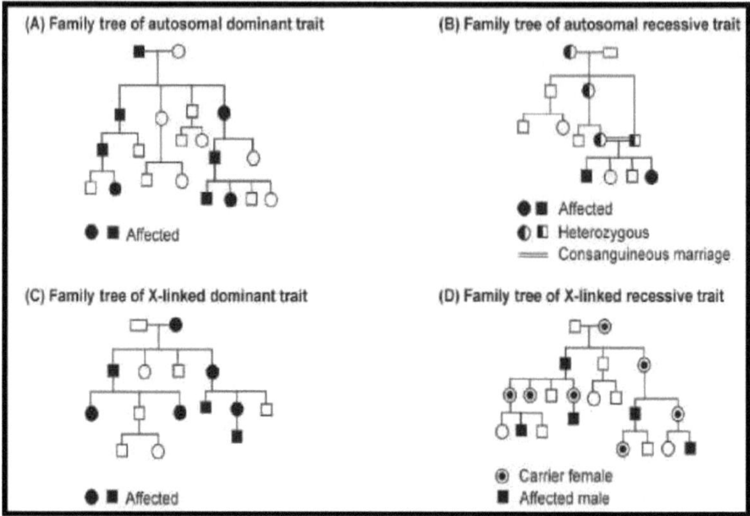

Figura 1: Árvore genealógica de diferentes padrões de hereditariedade [5110]

Ocasionalmente, algumas fêmeas exibem anomalias clínicas como evidência do seu estado de portadora. Este fenómeno pode ser explicado pela ***hipótese de Lyon***[5,8].
A Dra. Mary Lyon sugeriu que (1) no início da embriogénese, um cromossoma X em cada célula da fêmea XX normal se torna geneticamente inativo, (2) qual o cromossoma X inativo é uma decisão aleatória (3) uma vez "decidido" se o cromossoma X da mãe da fêmea ou o do pai será o ativo numa dada célula, todos os descendentes dessa célula "acatam a decisão".
Assim, a mulher adulta é um mosaico de duas populações de células, as que têm o X paterno como ativo e as que têm o X materno como ativo. O cromossoma X inativo fonus o corpo BaiT, ou cromatina sexual.[5]

Caraterísticas salientes dos diferentes modos de transmissão genética [5,1]

Features	AD	AR	X-L-D	X-L-R	Y-linked transmission
Zygosity	Heterozygous for an abnormal allele	Homozygous for an abnormal allele	Hemizygous	Hemizygous	Hemizygous
Sex predilection	Affects both males and females	Affects both males and females	Affects both males (hemizygous) and females(heterozygous)	Almost exclusively in males	Exclusively in males
Family history	At least one parent is affected	Heterozygous parents clinically normal; siblings affected	At least one parent is affected	Affected male members in different generations of the family	Affected father
Disease inheritance	Approximately 50% children of affected parents are affected. Father to son transmission occurs	Approximately 25% of the children of heterozygous parents are affected. If one partner is homozygous and the other heterozygous for the disorder, 50% of the children are affected, a phenomenon known as pseudodominance	If the father is affected, transmission to sons is not possible, but only daughters are affected. If the mother is affected, 50% sons and 50% daughters are affected	If the father is affected, transmission to sons is not possible; all daughters are carriers. Of the sons of a carrier female, 50% are affected, but the daughters are normal. If the mother is affected, 50% sons are affected and 50% daughters are carriers	If affected father, no transmission to daughters, but all sons are affected
Role of consanguinity	Plays little role in transmission	Risk increases with consanguinity	Plays little role in transmission	Plays little role in transmission	Not related
Family tree	Disease manifestation in successive generations	Does not appear in successive generations	Successive generations show the trait. May resemble AD pattern apparently	Does not appear in successive generations.	May manifest in successive generations
Disease manifestation	Age of onset and severity of disease is variable	Often the disease occurs in a severe form	Sometimes lethal to hemizygous males; hence only female patients are encountered in clinical practice	Disease nonprogressive after full manifestation	Manifests at puberty
Examples	Tuberous sclerosis, neurofibromatosis	Acrodermatitis enteropathica, xeroderma pigmentosum	Incontinentia pigmenti, X-linked oro-facial-digital syndrome	Anhidrotic ectodermal dysplasia, Menkes' syndrome	Hairy pinna, azoospermi

O termo **ligado ao sexo** é utilizado quando uma doença autossómica está confinada a um sexo. Tais doenças podem ser observadas tanto em homens como em mulheres, e a utilização deste termo não implica um modo definido de hereditariedade. Quando apenas os homens ou as mulheres de uma determinada família são afectados por uma doença, isto pode ser um exemplo de **limitação sexual,** mas é mais provável que seja o resultado do acaso. A ligação entre sexos, também chamada de **ligação ao X,** resulta num padrão específico de pedigree. **Influenciado pelo sexo** é o termo utilizado quando uma caraterística autossómica ocorre mais frequentemente, mas não exclusivamente, num dos sexos.[5]

Estas doenças são exemplos de heranças relacionadas com o ADN nuclear, mas também existe ADN nas mitocôndrias **(ADNmt).** A mitocôndria é derivada da mãe, e o padrão de herança é materno. Não há transmissão de homem para homem (por isso é caraterístico da herança ligada ao X), e todos os filhos de uma mulher afetada são afectados, embora possa haver uma variação no fenótipo.[5]

Existe frequentemente uma mistura de mtDNA de tipo selvagem e mutado (definida como **heteroplasmia)** que pode levar a uma variação aleatória no grau de expressão fenotípica.[5]

CAPÍTULO 3

VARIABILIDADE DAS DOENÇAS GENÉTICAS

A expressão das doenças genéticas é variável entre os vários indivíduos e famílias. Existem vários termos que representam o fenótipo da doença.[5]

Penetração

A penetrância é a presença de qualquer manifestação detetável de um genótipo anormal. Se não forem detectáveis manifestações fenotípicas de um genótipo, o gene é **não penetrante.** Se uma caraterística não é penetrante, a sua expressividade deve ser nula.[5]

Expressividade

A expressividade define o grau de expressão (gravidade) de uma caraterística. É uma designação das manifestações qualitativas e quantitativas de um genótipo específico e é a variabilidade no fenótipo produzida por um determinado genótipo. Níveis baixos de expressão da doença podem fazer com que casos familiares de doença apareçam esporadicamente e complicar a análise genética.[11]

Heterogeneidade

É comummente observada em muitas das genodermatoses. Um fenótipo clinicamente distinto produzido por diferentes mutações no mesmo gene é designado por **heterogeneidade clínica.** O exemplo clássico é o das mutações no gene XPD que produzem Xeroderma Pigmentosum (XP) em associação com a Síndrome de Cockayne e a Tricotiodistrofia.[5]

A heterogeneidade genética é uma situação em que o mesmo fenótipo de doença ocorre devido a diferentes genes subjacentes. Por exemplo, a heterogeneidade tuberosa, resultante de mutações de dois genes, TSC1 e TSC2.[5]

A heterogeneidade de locus (heterogeneidade não-alélica) ocorre quando as mutações nos genes em diferentes loci causam o mesmo fenótipo (mutações do gene da queratina 5 ou da queratina 14 na epidermólise bolhosa simples).[5]

A heterogeneidade alélica resulta da mutação em diferentes alelos de um locus e determina a gravidade clínica num espetro de doença (o tipo Weber-Cockayne mais ligeiro e os tipos Dowling-Meara mais graves de epidermólise bolhosa simples).[5]

Fenótipos complexos

Pleiotropia

Os múltiplos efeitos fenotípicos devidos às acções primárias de um genótipo anormal são designados por pleiotropia. Genes autossómicos únicos como os da síndrome de Gardner, paquioníquia congénita, neurofibromatose e síndrome do nevo basocelular ou o gene ligado ao X da doença de Menkes causam efeitos fenotípicos múltiplos em vários sistemas de órgãos. A expressividade ou mesmo a penetrância destas caraterísticas pode diferir em indivíduos da mesma família ou entre famílias. Na maioria dos casos, a pleiotropia não se deve à ligação estreita de vários genes num cromossoma. As poucas doenças causadas por deleções que removem vários genes adjacentes num cromossoma são denominadas **síndromes de genes contíguos.** Nestes casos, a perda de atividade de uma porção de um cromossoma que contém o alelo normal de um gene pode "descobrir" uma mutação silenciosa num gene do cromossoma ativo.

Os fenómenos epigenéticos são actividades reguladoras dos genes que podem persistir ao longo de uma ou mais gerações e que não alteram o código genético de base[12,13].

Fenocópia: Descreve um indivíduo que tem as manifestações (fenótipo) de uma doença genética mas não tem uma mutação no gene putativo. A fenocópia é também utilizada para descrever os casos em que causas ambientais (não genéticas) podem imitar doenças hereditárias. As lesões vasculares da forma CREST (calcinose, fenómeno de Raynaud, perturbações da motilidade esofágica, esclerodactilia e telangiectasia) da esclerose sistémica imitam muito de perto as lesões telangiectásicas da doença de Osler-Rendu-Weber. O reconhecimento das fenocópias é importante para o prognóstico e o aconselhamento de cada doente.[5]

As palavras **congénita ("presente à nascença")** e **familiar** são as condições que se verificam desde o nascimento e não implicam necessariamente que uma condição seja geneticamente determinada. Por exemplo, as anomalias de desenvolvimento dos recém-nascidos devidas à ingestão materna do medicamento talidomida durante a gravidez são congénitas mas não "genéticas".[5]

Mutação

Um dogma central é que as doenças hereditárias são causadas por anomalias na sequência do ADN, ou seja, por mutações. O ADN na região de um gene está funcionalmente organizado em blocos alternados de sequências chamadas *exões* e *intrões*. Todas estas sequências são transcritas em ARN e, em seguida, os intrões ("sequências intermédias") são eliminados, deixando para trás as sequências derivadas dos exões. Este processo gera o RNA mensageiro maduro (mRNA). As sequências de ADN transcritas para ARNm
codificam a informação (três bases por aminoácido) que orientará a tradução do ácido nucleico para a proteína a partir das regiões a montante *(5-prime)* e a jusante *(3-prime).*
Isto é importante para o metabolismo e a ação do ARNm. As mutações de um único par de bases num exão podem ser neutras (podem deixar o aminoácido inalterado, podem alterar o aminoácido que é incorporado, o que pode ou não afetar o funcionamento da proteína codificada e pode ou não causar alterações fenotípicas) ou podem causar a terminação prematura ou o alongamento anormal da cadeia proteica em crescimento (o que geralmente anula a função da proteína e talvez até a sua própria presença na célula). Alternativamente, uma alteração de uma única base num intrão (especialmente se estiver numa base adjacente ao início ou ao fim de um exão) pode causar alterações no splicing - de modo a que um intrão não seja removido ou talvez um exão seja saltado - e, assim, dar origem a uma mensagem gravemente anormal e, consequentemente, a uma proteína gravemente anormal, muitas vezes truncada. Em vez de uma única alteração de base, as mutações podem eliminar ou acrescentar uma ou mais bases. Estas levam geralmente à terminação prematura da tradução.[5]

Cromossomas e doenças cromossómicas

Os genes estão dispostos e organizados em cromossomas. As técnicas de cultura de células e de análise dos seus cromossomas permitiram definir a base cromossómica de várias doenças.[5]
Os autossomas apresentam-se em 22 pares; os cromossomas sexuais são X e Y no homem e dois X na mulher. Cada um dos 46 cromossomas é constituído, no estado de divisão celular

(metáfase), por duas cromátides ligadas no ***centrómero.*** Cada cromátide está destinada a formar o cromossoma específico de uma das duas células filhas.[5]
Uma vez que vários genes serão perdidos ou aumentados devido a uma aberração cromossómica, as doenças associadas aos cromossomas são frequentemente graves (ou mesmo letais) e podem envolver malformações de muitos sistemas de órgãos.[5] As anomalias do número de cromossomas incluem a **trissomia** (três de um determinado cromossoma em vez de dois), **a monossomia** (ausência de um autossoma), a deleção de um braço longo ou curto de um cromossoma e a presença de uma porção adicional de um cromossoma (frequentemente devido a **translocação).**[5]
O mosaicismo cutâneo é um fenómeno interessante que se manifesta em alguns doentes com genodeimatoses. É causado por uma mutação somática, pós-zigótica, que afecta apenas uma percentagem de células, e é facilmente reconhecível na pele. A ocorrência de mosaicismo deve ser suspeitada quando as caraterísticas clínicas de um doente são mais ligeiras do que o habitual. O mosaicismo cutâneo pode adotar várias distribuições clínicas, por exemplo, seguindo as linhas de Blaschko, padrão axadrezado, padrão filoide, grandes manchas sem separação da linha média e padrão de lateralização[14].

CAPÍTULO 4

ACONSELHAMENTO GENÉTICO

O aconselhamento genético é um processo de comunicação e educação que aborda preocupações relacionadas com o desenvolvimento e/ou transmissão de uma doença hereditária.[15]

É uma parte integrante da prática da medicina e requer normalmente os serviços de um especialista em genética médica. Uma vez estabelecido o diagnóstico e conhecido o modo de hereditariedade, os doentes devem ser aconselhados de forma correta e simpática. A familiaridade com a doença em questão permite ao dermatologista discutir com segurança a doença, as suas várias manifestações e o seu grau de variabilidade. O aconselhamento genético deve basear-se na compreensão dos princípios genéticos e na familiaridade com o comportamento habitual das anomalias hereditárias e congénitas, não só em termos de modo de hereditariedade, mas também em termos de gravidade, consequências sociais da doença e disponibilidade de terapia. O aconselhamento deve incluir uma explicação sobre a natureza do defeito e a probabilidade de recorrência.[5]

As etapas do aconselhamento genético são as seguintes:[15]

1) Estabelecimento do diagnóstico
2) Avaliação do risco
3) Comunicação com o casal
4) Discussão das opções
5) Contacto e apoio a longo prazo

Deve ser explicado aos casais o modo de hereditariedade da doença, a possibilidade de proporção de crianças afectadas, o risco de transmissão à geração seguinte através de portadoras assintomáticas, os graus de gravidade da doença nas gerações seguintes e o prognóstico da doença no caso de uma criança afetada. Do mesmo modo, sendo a medicina preventiva, o aconselhamento alivia frequentemente a culpa dos pais e pode dissipar a ansiedade.

A consanguinidade é uma relação entre parentes de sangue que têm pelo menos um antepassado comum.[15] Nas doenças autossómicas recessivas, a consanguinidade e a consanguinidade perturbam o equilíbrio genético e aumentam a proporção de homozigotia. Para os descendentes de primos em primeiro grau, o risco de malformações congénitas é 2,5 vezes superior ao de quatro crianças com pais não aparentados. As consequências de tais casamentos devem ser explicadas a essas famílias e, por conseguinte, os casamentos consanguíneos devem ser desencorajados.[15]

As discussões sobre aconselhamento genético devem ser conduzidas numa linguagem científica popular. Os médicos devem ser sensíveis às crenças culturais e religiosas que, muitas vezes, determinam a atitude dos pais e da família em relação ao conceito de risco e ao significado e peso associados à doença.[5,10]

CAPÍTULO 5

DIAGNÓSTICO PRÉ-NATAL DA GENODERMATOSE

Com os avanços nas técnicas de diagnóstico fetal, é possível o diagnóstico pré-natal definitivo de várias doenças genéticas da pele. Por conseguinte, o aconselhamento genético pode ser complementado com várias técnicas de diagnóstico pré-natal[10].

Na atual ausência de tratamento eficaz para muitas doenças cutâneas hereditárias, o diagnóstico pré-natal pode fornecer informações muito apreciadas aos casais em risco de terem filhos afectados.

Existem três estratégias disponíveis: Primeiro, o genótipo anormal pode ser demonstrável. Assim, a identificação do defeito do ADN genómico em famílias específicas (por exemplo, A identificação do defeito do ADN genómico em famílias específicas (por exemplo, com albinismo tirosinase-negativo, a maioria dos tipos de epidermólise bolhosa, algumas formas graves de ictiose e neurofibromatose) permite a análise do ADN de células fetais não cutâneas, geralmente de forma rápida e eficaz. Em segundo lugar, a cariotipagem simples de células fetais obtidas por amostragem de vilosidades coriónicas ou por amniocentese pode estabelecer um diagnóstico de anomalias cromossómicas e pode determinar o sexo fetal, o que pode indicar a presença de um feto não afetado, caso se trate de uma menina e a doença seja uma caraterística recessiva ligada ao X. Em terceiro lugar, o fenótipo da doença pode ser demonstrável.[16]

Fetoscopia: a visualização direta do feto e a biópsia da pele in utero permitem, quase por rotina, o diagnóstico pré-natal do feto arlequim e de alguns outros tipos de ictiose, de algumas formas de epidermólise bolhosa e do albinismo.[16]

A utilização de **sondas de** anticorpos, em que se permite que os anticorpos monoclonais reajam com a zona da membrana basal da amostra de pele e a sua visualização ao microscópio fluorescente, é útil no diagnóstico rápido da epidermólise bolhosa, no período pré-natal.[16]

Outras técnicas, como a **cordocentese guiada por USG,** para obter sangue fetal por via transabdominal e **o rastreio do soro materno** às 16 semanas de gestação, podem detetar 75% de todos os casos de defeitos abertos do tubo neural e 60-70% de todos os casos de síndrome de Down[17].

A análise de mutações com base no ADN pode ser realizada na pele do feto, na amostragem das vilosidades coriónicas iniciais, nas células amnióticas e no tecido placentário[18].

Para determinar uma mutação patológica, a amostragem de ADN de ambos os progenitores tem de ser efectuada simultaneamente e testada.[15]

A análise de mutações baseada no ADN pré-natal (PCR) é útil em casos prováveis de outras síndromes de epidermólise bolhosa juncional. A microdelecção do cromossoma X na ictiose X-L-R pode ser detectada rapidamente através da técnica de hibridação fluorescente in situ (FISH). Esta técnica permite um rastreio rápido do estado de portador, sendo assim eficaz no aconselhamento genético.[5]

O diagnóstico genético pré-implantação (DGPI) é uma abordagem alternativa, que estuda os defeitos genéticos na fase embrionária antes da implantação.[15] O procedimento envolve primeiro a análise do corpo polar ou a biópsia da fase de clivagem na fase de blastocisto. Este método é perigoso, com a possibilidade de perda subsequente da gravidez, caro e pouco disponível. Antes da realização de qualquer procedimento, deve ser obtido o consentimento informado por escrito.[10]

Algumas doenças dermatológicas para as quais o padrão de hereditariedade foi estabelecido estão listadas aqui.

Diferentes técnicas de pré-diagnóstico das genodermatoses H15.1[6]

Technique	Period of gestation	Procedure	Samples collected/ other utilities	Advantage	Disadvantage	Current status
Chorionic villus biopsy	*Early*: 10–12 weeks, not before 10 weeks *Late*: Placental biopsy	USG guided transcervical/ transabdominal forceps technique/aspiration	10–50 mg chorionic tissue from trophoblast (of fetal origin), cleaned to remove maternal cells	Source of fetal DNA; diagnosis can be made in first trimester, rapid result	Invasive technique; risk of fetal loss at 10 weeks is 1.7%. Limb anomalies in fetus if done before 9 weeks	Widely used
Amniocentesis	16 weeks, recent trials at 12–14 weeks	USG guided aspiration through abdominal wall. Centrifuged to separate cells and cultured in fetal calf serum medium for cell growth	Amniotic fluid (5–10 ml) and cells (fetal epidermis, alimentary and genitourinary mucosa).	If PCR technique is used, cell culture is not necessary, result is obtained early	Invasive technique. Decision delayed because cultivation of cells takes 2–3 weeks. Chances of abortion (0.5%–1%)	Widely used
Fetoscopy	16–20 weeks	Direct visualization with an endoscope	Fetal blood sampling, tissue biopsy (skin, liver, tumor), hair samples from eyebrow, direct inspection of features (face, limbs, digits, head, spine, abdominal wall, genitalia)	Direct visualization of many congenital anomalies, rapid decision	Invasive technique, risk of fetal loss (<5%)	Limited use, with the availability of newer micro-endoscopic techniques and USG
Ultrasonography (USG)	Any trimester		Monitoring of amniocentesis and fetoscopy, diagnosis of CNS and skeletal defects, fetal sexing	Non-invasive, safe	Structural skin disorders are not detectable	Preferred and well practised

Doenças diagnosticadas por diferentes métodos de diagnóstico pré-natal [15,16]

Technique	Dermatological conditions diagnosed
Chorionic villus biopsy	DNA-based studies in anhidrotic ectodermal dysplasia, Cockayne syndrome Direct chromosome analysis can be done at metaphase spreads from actively dividing cells or following culture in Bloom syndrome, xeroderma pigmentosum, Down's syndrome
Amniocentesis	Morphological, cytogenetic, biochemical and molecular analysis of fluid and cells Inherited metabolic disorders, congenital erythropoietic porphyria, acute intermittent porphyria, Fabry's disease, X-L-R ichthyosis, Menkes' disease Raised amniotic fluid α-fetoprotein in epidermolysis bullosa simplex with and without pyloric atresia
Fetoscopy	Cornelia-de-Lange syndrome, Goltz syndrome, trichothiodystrophy
Ultrasonography	Cutis gyrata, osteogenesis imperfecta, harlequin ichthyosis, Neu–Laxova syndrome, Ellis–van–Creveld syndrome "Snow flake sign" in epidermolysis bullosa with pyloric atresia Measurement of nuchal pad thickness for screening of Down's syndrome

CAPÍTULO 6

CLASSIFICAÇÃO DAS GENODERMATOSES ORAIS

As genodermatoses compreendem um vasto grupo de doenças, incluindo doenças comuns, pouco comuns e raras da pele. Com os novos avanços nas técnicas de diagnóstico molecular, são acrescentadas novas doenças a este grupo. Existem muitas caraterísticas que se sobrepõem em muitas doenças, pelo que é difícil classificar estas doenças em grupos diferentes. Por conseguinte, não existe uma classificação específica para estas doenças, pelo que uma classificação simplificada se baseia na prática clínica e na origem genética.

Existem várias genodermatoses que se manifestam na cavidade oral e que afectam a mucosa oral e a dentição. Por conseguinte, tentámos reunir as genodermatoses com manifestações dentárias ou, mais precisamente, **as "Genodermatoses orais"** numa única classificação.

Com base nesta classificação de trabalho, as doenças foram subsequentemente elencadas no texto.

Classificação operacional das genodermatoses

1) **Disorders of keratinization**
   - Ichthyosis
   - Sjogren-Larrson syndrome
   - Papillon Lefevre syndrome
   - Darier's disease
2) **Disorders of Pigmentation**
   - Chediak-Higashi syndrome
   - Incontinentia Pigmenti
   - Carney complex
   - Neurofibromatosis type 1 & 2
   - Tuberous sclerosis
3) **Disorders of Vascularization**
   - Sturge-Weber syndrome
   - Hereditary Hemorrhagic Telengiectasia Syndrome
4) **Disorders of Connective tissue**
   - Ehlers Danlos syndrome
   - Marfan syndrome
   - Pseudoxanthoma Elasticum
   - Lipoid proteinosis
   - Progeria
   - Focal dermal hypoplasia syndrome
5) **Disorders with malignant potential**
   - Basal cell nevus syndrome
   - Xeroderma Pigmentosum
   - Dyskeratosis Congenita
   - Gardner Syndrome
   - Peutz-Jeghers syndrome
   - Cowden syndrome
6) **Epidermolysis bullosa**
7) **Disorders of Porphyrin metabolism**
8) **Disorders of Hair & nails**
   - Ectodermal dysplasia
   - Pachonychia congenita
9) **Disorders with immunodeficiency**
10) **Disorders with chromosomal abnormalities**
    - Down syndrome

Turner's syndrome

CAPÍTULO 7

PERTURBAÇÕES DA QUERATINIZAÇÃO

❖ ICHTHYOSIS:

- O nome *ictiose* deriva do grego ichthys, que significa "peixe", e refere-se à semelhança do aspeto da pele com as escamas dos peixes.[21]
- É um termo descritivo e abrangente utilizado para várias formas de doenças da queratinização. Ictiose é um nome descritivo para um grande grupo de doenças cutâneas que englobam 20-30 formas diferentes com diferentes etiologias patogénicas. [21]
- A ictiose hereditária está presente à nascença ou desenvolve-se na primeira infância.[5]
- Caracteriza-se por secura generalizada, hiperqueratose, descamação e outros sintomas como eritema, bolhas, ectrópio, queratodermia e anidrose.[5]
- Os quatro principais grupos de ictiose são a ictiose lamelar (LI), a hiperqueratose epidermolítica (EHK), a ictiose bolhosa (BI), a ictiose recessiva ligada ao X (XRI) e a ictiose vulgar (IV).[22]

Manifestações orais:

- A ictiose vulgar autossómica dominante está associada a hipoplasia do esmalte.[23]
- Também podem ser observados diastemas e malformações estruturais dos dentes [23].
- As diferentes formas de ictiose apresentam cáries e doenças periodontais.
- Collodion baby é um termo aplicado na ictiose, quando o bebé apresenta largas camadas de pele membranosa e vítrea. As caraterísticas de ectrópio e eclabion (desdobramento dos lábios com incapacidade de os fechar) interferem com a alimentação.[24]

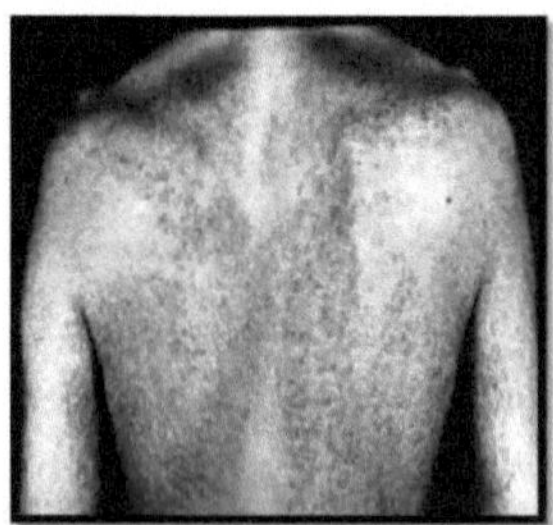

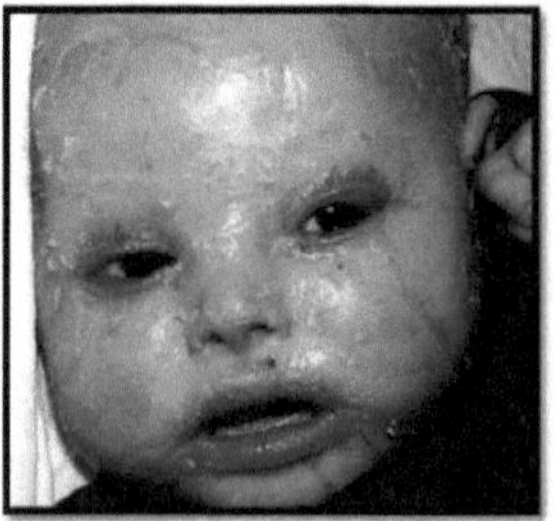

Folhas largas de pele membranosa vítrea[25]
Bebé de colódio com ectrópio

Tratamento: Administração de retinóides sistémicos.

❖ SÍNDROME DE SJOGREN-LARSSON

- Descrita pela primeira vez por Sjogren em 1956 e por Sjogren e Larsson em 1957[26,27].
- A Síndrome de Sjogren-Larsson (SLS) é uma genodermatose neurocutânea autossómica recessiva caracterizada por uma tríade de ictiose congénita, diplegia ou quadriplegia espástica e atraso mental.[28]
- Uma mutação no gene da aldeído gordo desidrogenase no cromossoma 17p leva a uma diminuição da oxidação do álcool gordo.[28]

Caraterísticas clínicas:

- Em doentes com SSL são observados achados oftalmológicos de pontos brancos brilhantes no fundo do olho, defeitos na fala, epilepsia, problemas dentários e anomalias esqueléticas.[29]

Caraterísticas orais:

- Cáries, periodontite, má oclusão e hipoplasia do esmalte foram relatadas em SLS.[29]
- Embora os aspectos dentários não sejam caraterísticos para o diagnóstico da lesão, o reconhecimento precoce da SSL e o tratamento da cárie podem ajudar a evitar outras sequelas dentárias.

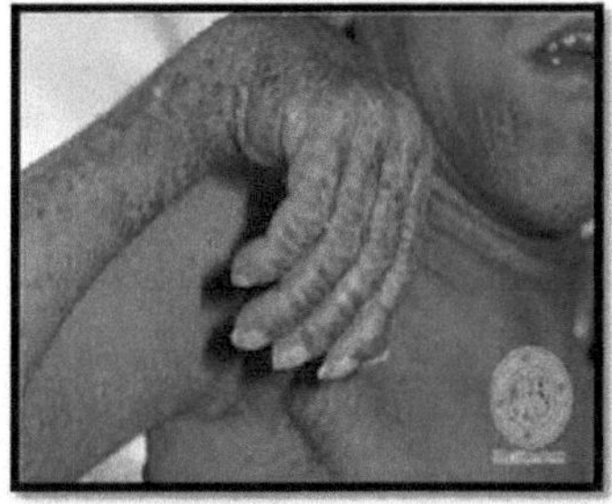

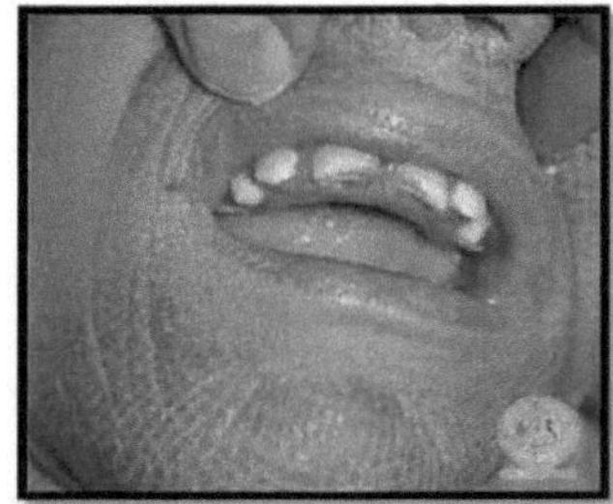

Ictiose congénita e diplegia espástica em SLS [25]
Hipoplasia do esmalte em SLS [25]

❖ SÍNDROME DE PAPPILON-LEFEVRE

- Doença autossómica recessiva causada por uma mutação no gene da catepsina C (1 Iql4-q21) que afecta a resposta imunitária à infeção. A doença tem uma história familiar positiva com uma consanguinidade parental presente.[1]
- A doença manifesta-se carateristicamente como queratodermia palmoplantar com periodontite e queratodermia difusa com periodontopatia. A hiperqueratose das palmas das mãos e dos pés com cotovelos e joelhos é observada com periodontite (periodontoclasia) das dentições primária e secundária.[1]
- A idade de início é desde o nascimento até aos 4 anos de vida[1].

Caraterísticas clínicas:

- Hiperqueratose palmoplantar. As plantas dos pés são mais gravemente afectadas do que as palmas das mãos.[1]
- Eritroqueratodermia palmoplantar. Observam-se lesões escamosas eritematosas nos joelhos, cotovelos e articulações interfalângicas.
- Observam-se placas e manchas brancas, amarelo-claras, castanhas ou vermelhas que desenvolvem crostas, fissuras e fendas.
- Observa-se hiperidrose generalizada com pêlos finos no corpo e pele de cor suja. As alterações cutâneas surgem nos primeiros 2-3 anos de vida e são permanentes.
- São observadas calcificações da duramater e da falx cerbri[1].

Manifestações orais:

- As alterações aparecem cedo na vida, começando por volta de 1 ano de idade.
- Inicialmente, a gengiva apresenta-se vermelha, lisa e inchada, com tendência para sangrar.
- As coroas clínicas dos dentes apresentam placas dentárias proeminentes.
- Desenvolvem-se aumentos gengivais inflamatórios, ulcerações gengivais e bolsas periodontais profundas, com exsudação frequente de pus.
- A doença periodontal grave é seguida por uma destruição severa do osso alveolar envolvendo tanto a dentição primária como a permanente, levando à mobilidade e migração dos dentes[30].
- A perda de toda a dentição é observada numa idade muito mais jovem, entre os 5 e os 6 anos.
- Surpreendentemente, depois a doença sofre uma remissão durante alguns anos.
- Após a erupção dos dentes permanentes, a doença volta a manifestar-se com a perda dos dentes permanentes.
- Os dentes são envolvidos aproximadamente na ordem de sua erupção e são invariavelmente perdidos até a idade de 16 anos.[31]

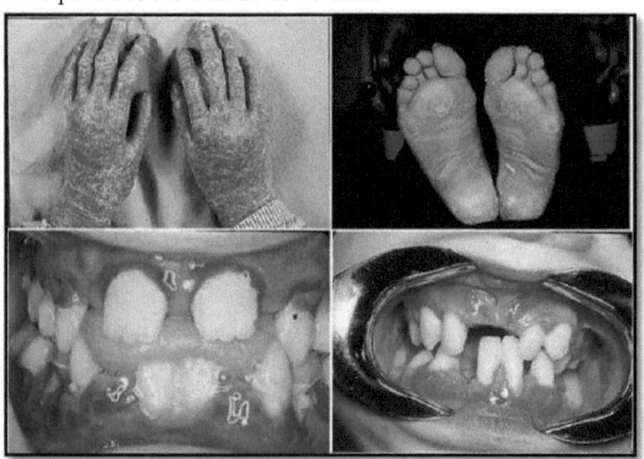

Queratodermia palmoplantar com periodontite [25,33]

Terapia:

- Cuidados dentários intensivos[32].
- Prótese dentária completa[32].

❖ DOENÇA DE DARIER (DOENÇA DE DARIER-WHITE, DISQUERATOSE FOLICULAR)

- Caracteriza-se por pápulas hiperqueratóticas em regiões seborreicas e várias anomalias nas unhas.
- É uma doença autossómica dominante relacionada com mutações no gene ATP2A2 (12q23-24.1)

- Estas mutações são responsáveis por uma formação deficiente de desmossomas e pelo aumento da acantólise. Existe uma adesão anormal entre as células &
- queratinização epidérmica aberrante observada[5].

Caraterísticas clínicas:

- O seu aparecimento pode ocorrer ao nascimento, na infância e na adolescência, com uma distribuição igual entre os sexos.
- Afecta principalmente as regiões seborreicas, como a testa, o couro cabeludo, o pescoço e os ombros, mas é frequente ver espalhar-se para o peito, membros e órgãos genitais.
- Aparecem como pápulas pequenas e firmes, inicialmente vermelhas, mas que se tornam castanho-acinzentadas/púrpura, ulceram e formam crostas.[5]
- Observam-se queratoses punctiformes palmo-plantares (fossas).
- As placas ungueais apresentam fendas longitudinais caraterísticas, entalhes em forma de V na parte distal, hiperqueratose subungueal.
- Em casos graves, todas as pregas cutâneas podem ser afectadas.
- São observadas outras caraterísticas como a epilepsia e o atraso mental.
- Observam-se também anomalias da comissura, ósseas, pulmonares, urogenitais e tiroidite.[5]

Manifestações orais:

- O envolvimento oral é observado em 40% dos casos da doença de Darier.
- O padrão mais comum é a presença de um padrão de pedra de calçada no palato.
- As caraterísticas orais sucedem as cutâneas, sendo a gravidade das lesões orais paralela à do envolvimento cutâneo.[34]
- As superfícies mucosas são mais frequentemente afectadas[35].
- São afectadas as zonas intra-orais como a gengiva, a língua, o palato duro e mole, a mucosa bucal e a faringe.
- As lesões são constituídas por múltiplas pápulas minúsculas esbranquiçadas de topo plano, ásperas à palpação.
- O achado mais comum é quando áreas de pápulas ásperas e de seixos de 1-2 mm dão origem a um aspeto caraterístico de pedra de calçada. Quando estas lesões estão suficientemente próximas, aparecem como placas brancas verrucosas.
- As lesões são assintomáticas, mas ocasionalmente são pruriginosas.
- Observam-se edemas parotídeos obstrutivos recorrentes[35].

Caraterísticas histológicas:

- Está presente um processo disqueratótico caracterizado por um tampão central de queratina que se sobrepõe ao epitélio, exibindo uma fenda suprabasilar (acantólise).
- Além disso, as cristas epiteliais associadas às lesões parecem estreitas, alongadas e em forma de "tubo de ensaio".
- Observam-se dois tipos de células disqueratóticas, denominadas **corps ronds e grains**.
- O epitélio pode ser papilomatoso, exibindo hipercaratose e acantose com queratinização

de células individuais.

- Observa-se um infiltrado inflamatório crónico.[1]

Pápulas hiperqueratósicas Pápulas no palato[33]
Unhas com hiperqueratose subungueal

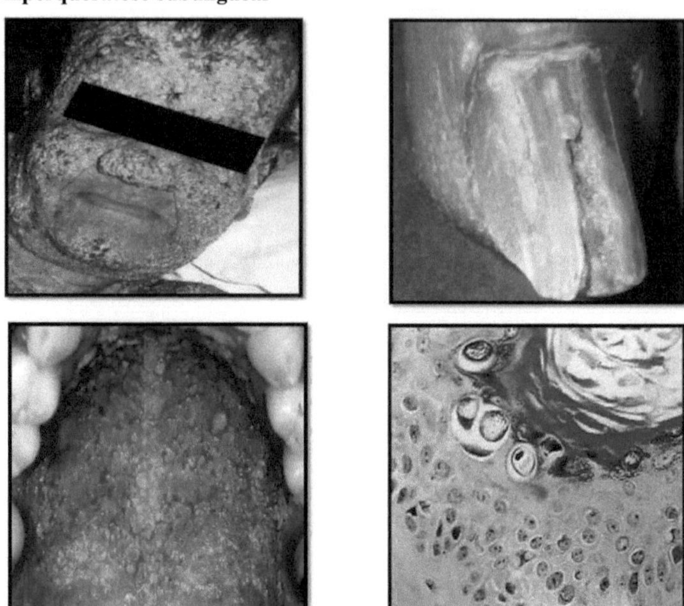

Padrão de pedra de calçada do palato
Secção histopatológica que mostra os lagos e grãos de Corps[33]

Terapia:

Nos casos ligeiros, não é necessário qualquer tratamento.
O uso prolongado de retinóides sistémicos é aconselhado em casos graves[32].

PERTURBAÇÕES DA VASCULARIZAÇÃO

❖ SÍNDROME DE STURGE-WEBER (ANGIOMATOSE ENCEFALOTRIGEMINAL)

- A doença de Sturge Weber é congénita, mas nunca é uma doença familiar.
- Ocorre devido a mutações esporádicas e tem uma prevalência de 1 caso por 50.000 recém-nascidos.[36]
- Foi atribuído um papel patogénico ao aumento da expressão do gene da fibronectina em fibroblastos retirados de tecidos danificados em alguns doentes.

Caraterísticas clínicas:

- Ocorre com igual frequência em ambos os sexos.
- Normalmente, a pele fornecida por todo ou parte do nervo trigémeo está envolvida.
- Quando o primeiro ramo está envolvido, existe um risco de envolvimento ocular e

glaucoma. Quando os ramos inferiores estão envolvidos, é possível a ocorrência de doença oral.

- Clinicamente, caracteriza-se por uma malformação venular facial associada a uma malformação vascular leptomeníngea e a anomalias oculares.
- Nem todas as lesões podem ser aparentes e as anomalias leptomeníngeas podem mesmo ocorrer sem malformação venular.
- A manifestação clínica ocular mais importante é o glaucoma, que deve ser tratado precocemente.
- No entanto, a manifestação mais frequente é o aumento da vascularização da coroideia que dá uma imagem caraterística na parte de trás do olho conhecida como "ketchup de tomate".
- A doença cutânea unilateral pode ser um sinal de envolvimento ocular ou do SNC.
- Poucos pacientes relatam convulsões, retardo mental e hemiparesia.[37]

Manifestações orais:

- Cerca de um terço dos doentes, geralmente com envolvimento do segundo e terceiro ramos do nervo trigémeo, tem envolvimento oral.
- A lesão é tipicamente unilateral, envolvendo a mucosa bucal e labial e, mais raramente, o palato.
- As lesões orais são mais escuras e lívidas do que as lesões cutâneas.
- Tipicamente, na infância surge uma mancha plana, cor de vinho do Porto, que na idade adulta pode evoluir parcialmente para uma placa nodular
- Pode haver hiperplasia gengival associada, atraso na erupção dos dentes.
- Os doentes podem queixar-se de um aumento da hemorragia após a extração dentária.
- Os casos graves estão frequentemente associados a hiperplasia gengival, labial ou hemifacial devido à expansão de partes moles ou ósseas; a hiperplasia é maior com manchas de vinho do Porto mais extensas.
- Os casos extremos mostram um inchaço acentuado dos tecidos moles que pode causar incapacidade de fechar a boca [38].

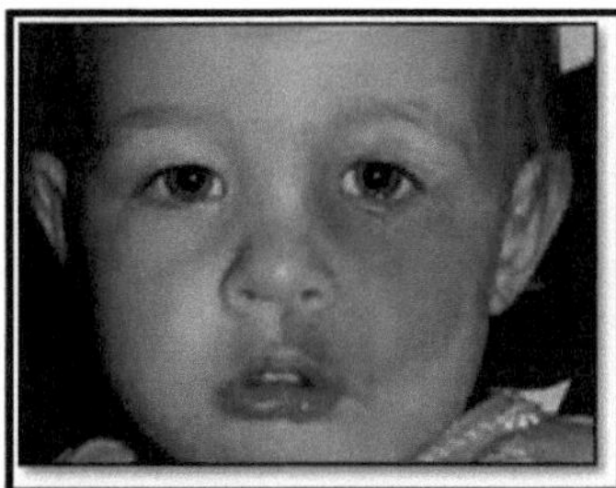

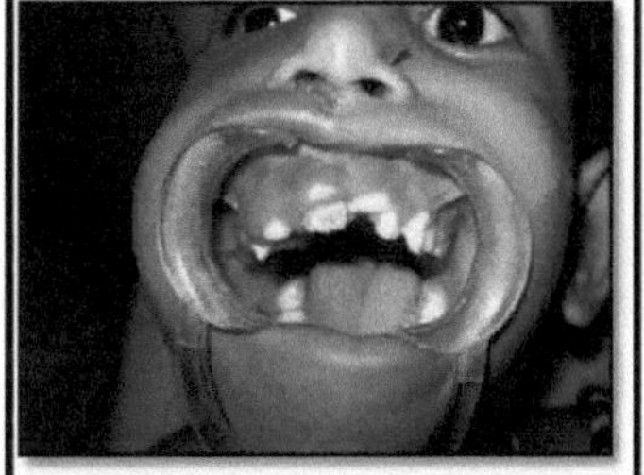

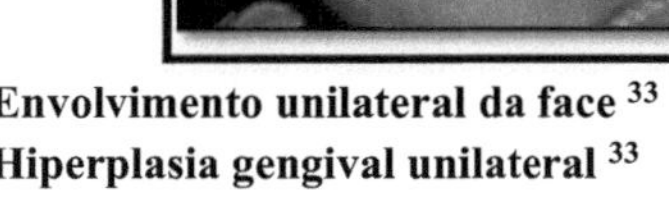

Envolvimento unilateral da face [33]
Hiperplasia gengival unilateral [33]

Terapia:

- A angio-RM é obrigatória para a avaliação de lesões no SNC. A RMN revela a calcificação cerebral precoce e a extensão das lesões vasculares intracranianas. (Calcificação da linha de elétrico).

- O oftalmologista pode detetar precocemente o glaucoma e a malformação da retina
- Tratamento das convulsões para evitar o atraso mental progressivo
- O doente e o dentista têm de estar bem informados e conscientes da possibilidade de hemorragia pós-extração.
- A terapia com laser no início da vida pode ser efectuada para evitar desfigurações em fases posteriores.[1]

❖ SÍNDROMA DE TELENGIECTASIA HEMORRÁGICA HEREDITÁRIA (SÍNDROMA DE RENDU-OSLER-WEBER, DOENÇA DE OSLER)

- Doença hereditária que se caracteriza por um envolvimento vascular generalizado com episódios de epistaxis recorrente e telangiectasia cutânea e das mucosas.
- É geneticamente heterogénea e o modo de hereditariedade é autossómico dominante.
- Foram identificados os seguintes defeitos genéticos: mutações em ENG (9p33-34) na HHT de tipo 1, mutações em ACVRL1 (12qll-14) na HHT de tipo 2, uma mutação em 5q31 na HHT de tipo 3 e uma mutação em 7pl4 na HHT de tipo 4.
- Cerca de 80% dos doentes apresentam uma história familiar positiva [39,40].
- As lesões tendem a aparecer após a segunda década de vida e tornam-se mais evidentes após os 35 anos de idade[39,40].

Caraterísticas clínicas:

- O primeiro sinal clínico, e o mais comum, são as hemorragias nasais persistentes que podem começar na infância.
- A mucosa nasal apresenta pequenas dilatações vasculares no septo.
- As telangiectasias cutâneas não são observadas até à idade adulta jovem.
- As lesões são caracterizadas por máculo-pápulas discretas, vermelhas brilhantes, com 1 a 4 mm de diâmetro, que aparecem nas superfícies mucosas do nariz, lábios e cavidade oral, bem como na face, superfícies palmares das mãos, leitos das unhas e conjuntiva.
- As lesões descoram facilmente à diascopia.
- Encontram-se também nas superfícies mucosas do trato gastrointestinal, do trato urinário, da árvore traqueobrônquica, da vagina e do parênquima do fígado e do sistema nervoso central.
- As pápulas vasculares tendem a ulcerar e a sangrar, levando a epistaxes recorrentes e difíceis de controlar, hemoptise, hematúria e melena.
- Podem estar associadas a malformações arteriovenosas do sistema nervoso central, da medula óssea, do fígado, dos pulmões e do sistema digestivo (15%-30% dos casos).
- Podem ocorrer complicações graves se o doente desenvolver fístulas arteriovenosas pulmonares ou hepáticas com insuficiência cardíaca de alto débito.
- A hemorragia no cérebro ou na medula espinal produzirá sintomas neurológicos. [32,39,40]

Manifestações orais:

- As lesões orais podem ser pontuais, em forma de aranha ou nodulares e podem ser encontradas no rebordo do vennilion dos lábios, na mucosa labial, na língua e, menos frequentemente, no palato, na gengiva e na mucosa bucal.
- As lesões são de cor vermelho-cereja.
- Os doentes queixam-se de hemorragias orais frequentes após cirurgias orais ou pequenos traumatismos, mordidelas acidentais ou mesmo escovagens.
- Pode haver vesículas hemorrágicas e úlceras na gengiva e na mucosa oral [1,41].
- **Caraterísticas histopatológicas:** Coleção localizada superficialmente de espaços vasculares de paredes finas contendo eritrócitos. [1,41]

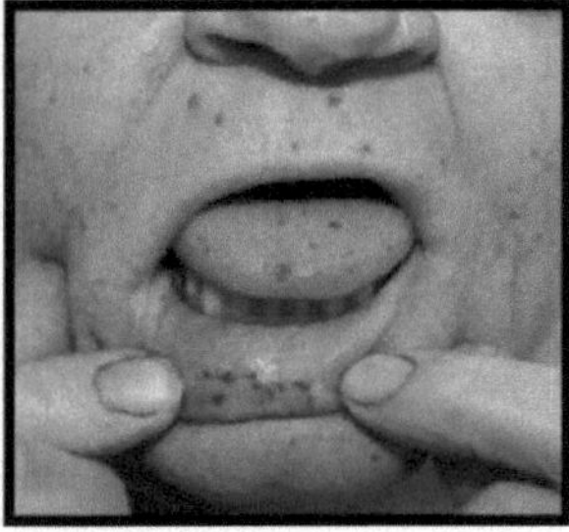

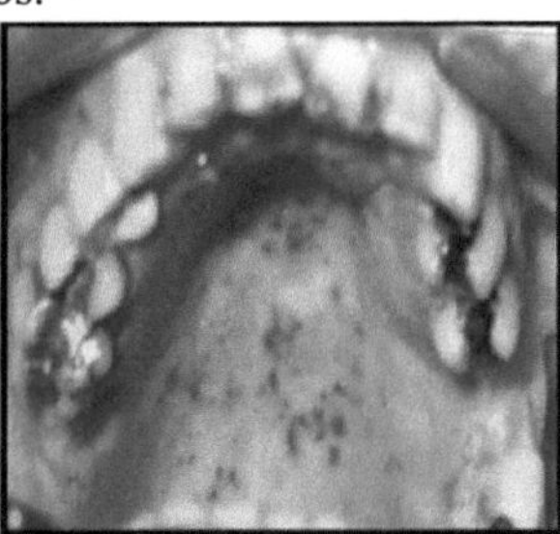

Telangiectasias cutâneas [41]
Maculo-pápulas na cavidade oral[33]

Tratamento:

- O tratamento da epistaxe inicia-se com medidas simples de pressão, cauterização superficial com nitrato de prata ou electrocauterização, tamponamento com Gelfoam e trombina, ou vários agentes hemostáticos como Avitine ou Instat.
- Utilização do laser Nd:YAG, que é bastante eficaz nas lesões arteriovenosas visíveis.

PERTURBAÇÕES DA PIGMENTAÇÃO

❖ NEUROFIBROMATOSE (DOENÇA DE VON RECKLINGHAUSEN DA PELE)

- É herdada como uma doença autossómica dominante com penetrância e expressividade variáveis.
- As mutações espontâneas são responsáveis por 50-60% dos casos.
- A sua ocorrência está registada em 1:3.000 nascimentos.
- Existem muitas formas da doença, mas o tipo mais comum é a NF1 ou a doença de Von Recklinghausen clássica, que constitui 90% dos casos.
- Ocorre devido a uma mutação no cromossoma 17[42].
- Os doentes apresentam neurofibromas cutâneos, máculas café-com-leite (CALM), sardas axilares e problemas esqueléticos.
- NF tipo II caracterizada pelo desenvolvimento de neuromas acústicos bilaterais por vezes associados a tumores do SNC.
- Pode sofrer transformação maligna em 2-5% dos doentes (exclusivamente em neurofibromas plexiformes maiores).

- Existe um critério de diagnóstico (são necessários 2 ou mais)
  - Seis ou mais máculas café com leite com mais de 5 mm em pré-púberes e 15 mm em pós-púberes
  - Dois NFs ou um NF plexiforme
  - Sardas axilares (sinal de Crowe)
  - Glioma ótico
  - Nódulos de Lisch (manchas pigmentadas castanhas da íris)
  - Lesões ósseas distintas (afinamento do córtex do osso longo)
  - Parente de 1º grau com 2 ou mais destes achados

Caraterísticas orais:

- As caraterísticas orais são observadas em 5-10% dos doentes.
- A maioria dos casos parece ser de NF tipo I.
- Os neurofibromas pedunculados moles podem ser encontrados na boca, na mucosa labial e bucal.
- A língua é o local mais frequentemente afetado. Verifica-se um aumento das papilas fungiformes em cerca de 50% dos doentes.
- O alargamento do forame mandibular e do canal mandibular com ramificação do canal mandibular pode ser observado radiologicamente.
- Podem também ser observadas máculas pigmentadas orais. *'[42]

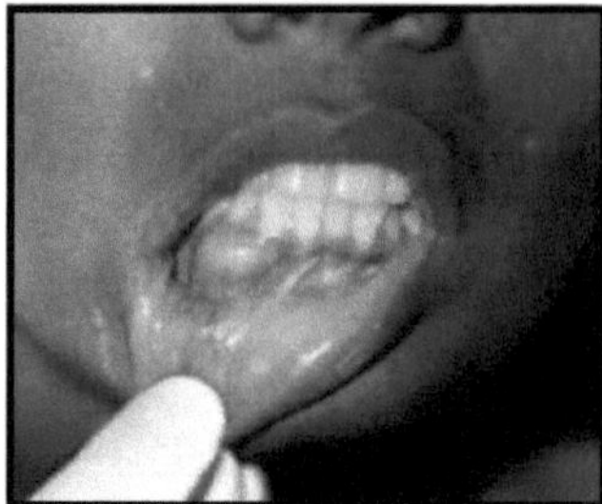

Neurofibroma pedunculado na boca[33]

Riccardi classificou a NF nas seguintes categorias [43]

- NF1, doença de von Recklinghausen
- NF2, acústico
- NF3, mista (múltiplos tumores cerebrais e espinais com CALM e neurofibroma; os CALM são grandes, pálidos e em menor número do que na NF1)
- NF4, variante (tanto o neurofibroma como o CALM estão presentes, mas não é possível uma categorização adicional; os CALMs podem desaparecer espontaneamente)
- NF5, segmentar (CALM e/ou neurofibroma está limitado a um segmento unilateral; não familiar)
- NF6, CALM (CALM múltiplo sem neurofibroma; familiar/esporádico)
- NF7, de início tardio (manifestações após os 20 anos de idade; os CALM podem estar ausentes)

- NF8, não especificado de outra forma (NF definitivo, mas não caraterístico de qualquer outra categoria; os CALMs podem estar ausentes)

É possível a categorização clínica e genética de quatro destes tipos: tipo 1 (doença de von Recklinghausen), tipo 2 (schwannoma vestibular bilateral), tipo 5 (segmentar) e tipo 6 (CALM familiar)[44].

Tratamento: As lesões individuais podem ser removidas cirurgicamente se interferirem com a função ou se houver suspeita de malignidade.

❖ ESCLEROSE TUBEROSA (SÍNDROME DE BOURNEVILLE, ADENOMA SEBÁCEO, EPILOIA)

Doença de Bourneville ou **Epiloia,** *(Epi* = epilepsia, *loi* = baixa inteligência, *a* = **adenoma sebáceo), síndrome de Bourneville-Pringle**

- A Esclerose Tuberosa (ET) é uma doença autossómica dominante da diferenciação celular e proliferação que resulta em formações hamartomatosas em vários órgãos (pele, cérebro, olhos, rins, coração, pulmões e ossos).
- É uma causa importante de atraso mental.
- Causada por uma mutação no gene TSC1 (9q34, hamartina) e no gene TSC2 (16pl3, tuberina).
- 2/3rd dos casos apresentam novas mutações. Ocorre em 1 em cada 10.000 nascimentos. [45]

Caraterísticas clínicas:

- Os principais achados cutâneos são máculas hipopigmentadas ovóides **(máculas em forma de folha de freixo).**
- Os angiofibromas faciais múltiplos aparecem como pápulas múltiplas de superfície lisa e ocorrem principalmente na área do sulco nasolabial.
- Lesões semelhantes, denominadas ungula ou fibromas periungueais, são observadas à volta ou sob as margens das unhas.
- Estes são conhecidos como **Tumores de Koenen** que servem como auxiliares de diagnóstico distintos.
- As manchas do tecido conjuntivo **(manchas de Shagreen)** afectam a pele do tronco.
- As proliferações hamartomatosas no SNC desenvolvem-se em crescimentos semelhantes a batatas ("tubérculos") observados na autópsia.
- As manifestações do SNC incluem perturbações convulsivas em quase 90% dos doentes afectados e atraso mental em 33% a 60%.
- Um tumor relativamente raro do músculo cardíaco, chamado **Rabdomioma Cardíaco,** também está tipicamente associado a esta síndrome (30-50%).
- Outro tipo de crescimento hamartomatoso relacionado com esta doença é o angiomiolipoma.[45]

Manifestações orais:

- A formação de fossas dentárias é observada na superfície vestibular dos dentes anteriores

(50-100%) e constitui um indício de diagnóstico precoce.

- Múltiplas pápulas fibrosas na mucosa gengival anterior, mucosa bucal, língua e palato.
- Aumento fibroso difuso da gengiva.
- Um palato alto, macroglossia, fenda labial e palatina e hemangiomas também estão presentes.
- Alguns doentes com esclerose tuberosa podem também apresentar radiolucências dos maxilares que representam proliferações de tecido conjuntivo fibroso denso.
- O exame microscópico das pápulas fibrosas da mucosa oral ou da gengiva aumentada mostra uma hiperplasia fibrosa inespecífica.
- Da mesma forma, as lesões radiolucentes dos maxilares consistem em tecido conjuntivo fibroso denso que se assemelha ao fibroma desmoplásico ou ao tipo simples de fibroma odontogénico central.
- O angiofibroma da pele é uma agregação benigna de tecido conjuntivo fibroso delicado caracterizado por fibroblastos volumosos, uniformemente espaçados, com numerosos canais vasculares de paredes finas intercalados. [46,32]

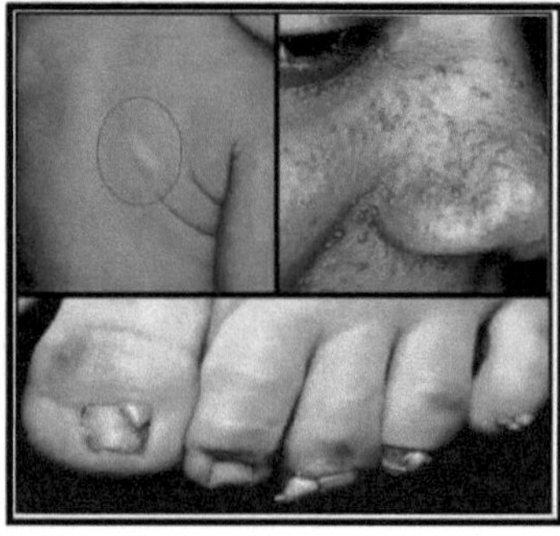

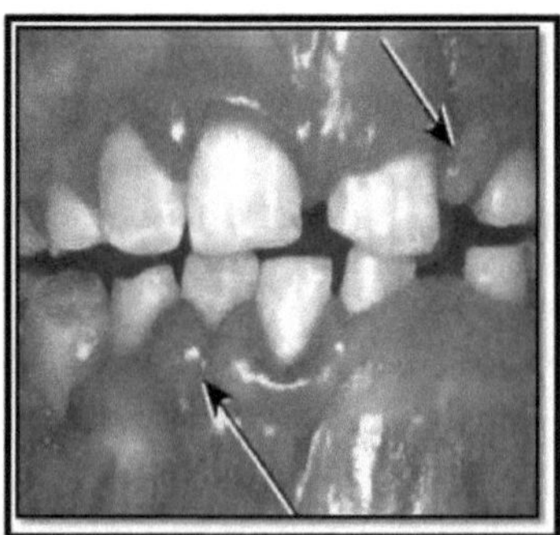

Manifestações clínicas da Esclerose Tuberosa [47]
Hiperplasia gengival múltipla [41]

❖ INCONTINÊNCIA PIGMENTAR

- Também designada por síndrome de Bloch-Sulzberger.
- Doença de um único gene dominante ligada ao X.
- NEMO (NF-kB essential modulator), está localizado em Xq28
- Estão presentes achados neurológicos, oftalmológicos, dentários e cutâneos.
- Verifica-se uma predileção pelo sexo feminino, com um rácio de 37:1 entre mulheres e homens[1].

Caraterísticas clínicas:

- Aparece nos primeiros anos da infância. São observadas as seguintes fases :
- **Fase vesicular:** Observam-se bolhas na pele do tronco e dos membros, que desaparecem no prazo de 4 meses.
- **Fase verrucosa:** estas bolhas são substituídas por lesões verrucosas ou placas cutâneas que afectam os membros, persistindo até 1 ano de idade e evoluindo para a 3ª fase.

- **Hiperpigmentação:** Lesões cutâneas maculares e castanhas (padrão em redemoinho) são observadas devido à deposição de melanina na derme superior, que desaparecem por volta da puberdade.
- **Fase de atrofia e despigmentação:** A atrofia e a despigmentação da pele acabam por ocorrer.(41) Verifica-se também calvície generalizada, lesões oftalmológicas (atrofia ótica, estrabismo), envolvimento do SNC (atraso mental, convulsões, microcefalia e hidrocefalia).[1]

Manifestações orais:

- Manifesta-se em 70-95% dos casos.
- As dentições decídua e permanente são afectadas.
- Oligodontia, atraso na erupção dentária, dente em forma de cavilha ou cone, falta congénita de dentes, dentes malformados e cúspides adicionais.
- A mucosa oral não está afetada.
- Histologicamente, observa-se uma ***espongiose eosinofílica*** caraterística.[1]

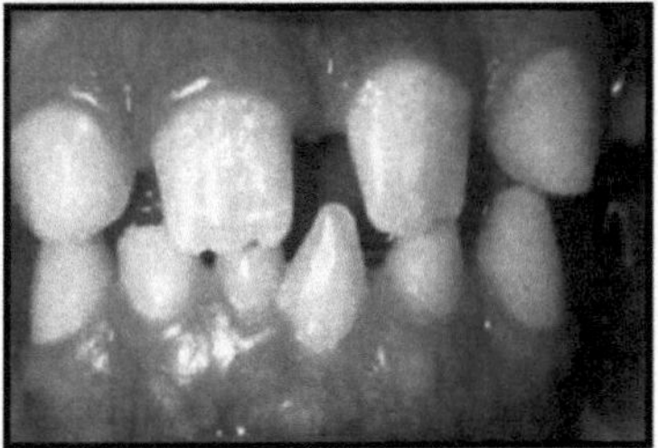

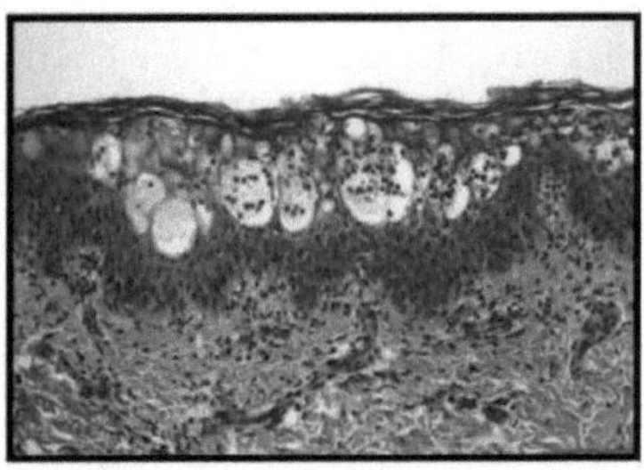

Hipodontia e dentes cónicos [41]
Espongiose eosinofílica no epitélio[33]

Tratamento:

- Bom prognóstico. É necessária uma boa higiene oral.
- Cuidados protéticos e de restauração [41]

❖ **COMPLEXO CARNEY**

- Inicialmente descrita como síndrome de NAME e LAMB.
- **NOME** = nevos, mixoma auricular, neurofibroma mixoide, efélides
- **LAMB**= lentigos, mixoma auricular, nevos azuis múltiplos
- Os doentes apresentam mixomas cutâneos e cardíacos, uma variedade de alterações pigmentares como lentigos e nevos azuis.
- Uma grande variedade de tumores endócrinos, tais como tumores testiculares, hiperplasia suprarrenal, adenomas da hipófise, tumores neurais, etc.[48]

Caraterísticas orais

- Cerca de 10% apresentam mixomas e neuromas da mucosa oral.
- Os locais mais comuns são o palato e a língua. A hiperpigmentação irregular é mais frequentemente facial e na zona vermelhão dos lábios. A pigmentação oral é observada

em 8% dos doentes[1,49].

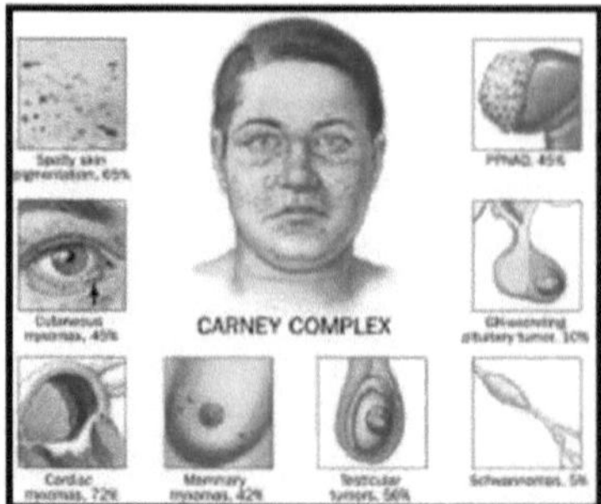

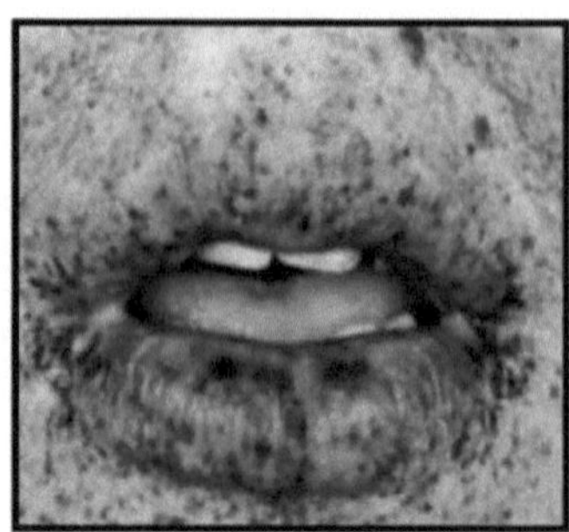

Manifestações sistémicas e orais do Complexo de Carney [33]

❖ SÍNDROME DE CHEDIAK-HIGASHI

- É uma imunodeficiência autossómica recessiva caracterizada por um transporte anormal de proteínas intracelulares.
- Chediak - o gene higashi foi caracterizado em 1996 como o gene **LYST** ou **CHS1** e está localizado nas bandas **lq42-43**, codificando um regulador do tráfico lisossomal.
- Este gene afecta o armazenamento e a manutenção de grânulos de armazenamento e/ou secretores em lisossomas, fibroblastos, plaquetas, neutrófilos e melanócitos.

Caraterísticas clínicas:

- Todas as raças são afectadas por esta doença.
- Aparece logo após o nascimento ou em crianças com menos de 5 anos.
- A doença é caracterizada por deficiência imunitária, albinismo oculocutâneo parcial e facilidade de contusão e hemorragia em resultado de corpos densos de plaquetas deficientes.
- Observam-se infecções recorrentes com neutropenia, diminuição da quimiotaxia e da atividade bactericida e função anormal das células assassinas naturais.
- A doença é fatal na infância em resultado da fase terminal caracterizada por linfoma linfo-histiocítico não maligno como infiltração de múltiplos órgãos que ocorre em mais de 80% dos doentes.
- Muito poucos doentes vivem até à idade adulta e, nestes doentes, uma disfunção neurológica progressiva pode ser a caraterística dominante.[1,25]

Manifestações orais:

- Ulcerações da mucosa oral
- Gengivite grave
- Glossite
- Desagregação periodontal devido a uma função leucocitária defeituosa[1,25].

❖ SÍNDROME DE McCUNE-ALBRIGHT

(Displasia fibrosa poliostótica com manchas café-com-leite)

- A doença é rara. Idade de início - À nascença ou com desenvolvimento progressivo durante a infância

Caraterísticas clínicas

- Geralmente grandes manchas café-com-leite com pigmentação homogénea algo escura e diferente e bordos irregulares.
- As lesões cutâneas são geralmente monolaterais e distribuídas num padrão em mosaico.
- O tronco e os braços são os locais preferidos; a cabeça e o rosto são menos frequentemente afectados.
- As lesões cutâneas não estão invariavelmente presentes.
- Displasia fibrosa pseudocística do osso longo ("deformações em forma de taco de hóquei") com perda de trabéculas que são substituídas por estroma fibroso, frequentemente homolateral às lesões cutâneas
- Puberdade precoce e quistos ovarianos em mulheres com fertilidade normal (20-25% das doentes).
- Outras endocrinopatias (hipertiroidismo (20% dos doentes), hiperprolactinemia). [25]

Manifestações orais

- Lesões hiperostóticas faciais da maxila, dos maxilares e da base do crânio, resultando frequentemente em assimetria facial num terço dos doentes.
- Mais raramente pigmentação da mucosa oral, mixoma de tecidos moles e nevos epidérmicos[1,25].

Tratamento

- As lesões ósseas podem necessitar de cirurgia e/ou de medicamentos para aliviar a dor.
- As anomalias do metabolismo da tiroide requerem a abordagem farmacológica ou cirúrgica habitual.[1]

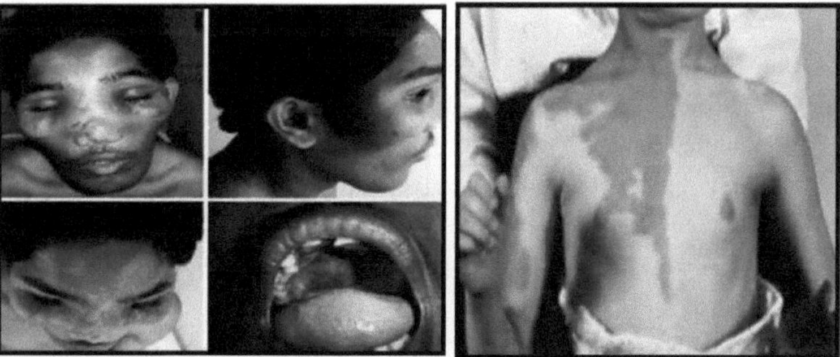

Manifestações clínicas da síndrome de McCune-Albright[33]

DOENÇAS DO TECIDO CONJUNTIVO

❖ **SÍNDROME DE EHLER-DANLOS (síndrome de deficiência de tenascina-X, síndrome de deficiência de lisil hidroxilase, cutis hiperelástica)**

- **A Síndrome de Ehler-Danlos** (SED) é o nome dado a uma doença que envolve um defeito na síntese e estrutura do colagénio e do tecido conjuntivo.

- Pode afetar a pele, as articulações e os vasos sanguíneos.
- Inclui um grupo de mais de 10 grupos diferentes de perturbações.
- Tipo I e II: genes COL5A1, COL5A2 e Tenascina-X
- Tipo IV: Colagénio de tipo III
- Tipo V e Tipo VI: deficiência de hidroxilase e lisil oxidase
- Tipo VII: deficiência de procolagénio peptidase amino-terminal
- Tipo IX: metabolismo anormal do cobre
- Tipo X: fibronectina plasmática não funcional

A síndrome é clinicamente heterogénea, a anomalia do colagénio subjacente é diferente para cada tipo.[1]

Type	Name	Mode of transmission
I	Severe or classic	AD
II	Moderate	AD
III	Familial (hypermobility)	AD
IV	Vascular (Sack-Barabas) A, B, C, D	A, B, C: AD , D: AR
V	Chromosome X linked	XL
VI	Ocular A,B	AR
VII	Arthochalasis multiplex congenita	A, B: AD, C: AR
VIII	Periodontal	AD

Caraterísticas clínicas:

- Hiperelasticidade da pele (Tipo I e II), hiperextensibilidade das articulações e fragilidade da pele e dos vasos sanguíneos. Nos casos em que a extensibilidade da pele é acentuada, o doente é conhecido como **homem de borracha.**
- Tipo IV: equimótico, uma vez que ocorre a rutura das grandes artérias e do intestino.
- Hipertelorismo, ponte nasal larga e pregas epicânticas. Orelhas salientes e bossas frontais.
- Nódulos subcutâneos livremente móveis.
- Cicatrização da pele que se assemelha a papel de cigarro amachucado (cicatriz papirácea).

Manifestações orais:

- Verificou-se que a mucosa oral tinha uma coloração normal, mas era excessivamente frágil e magoava-se facilmente. A capacidade de cicatrização é ligeiramente reduzida.
- Hiperplasia gengival, nódulos fibrosos são notados. Destruição periodontal extensa.
- Hipermobilidade da ATM.
- Ausência de recorte normal do DEJ, dentina irregular, cálculos pulpares, hipoplasia do esmalte.
- **Sinal de Gorlins:** Capacidade do paciente de tocar a ponta do nariz com a língua[1].

Tratamento:

- O prognóstico depende do tipo.
- A SED de tipo IV é grave e pode levar à morte súbita e a de tipo clássico ligeiro: compatível com uma esperança de vida normal[1].

❖ **PROTEINOSE LÍPIDA (Hialinose cutânea e mucosa, doença de Urbach-Wiethe)**

- Autossómico recessivo (lq21, proteína ECM1)
- Espessamento generalizado das mucosas da pele e de certas vísceras.
- Doença de armazenamento lisossómico ou perturbação da síntese de colagénio (diminuição do tipo III/tipo I).
- Aumento do ARNm para o colagénio de tipo IV, aumento da produção de proteínas da membrana basal que tendem a depositar-se na pele e noutros tecidos.
- Pápulas palpebrais em forma de gota e infiltração laríngea que provoca rouquidão
- A caraterística clássica é a incapacidade de os bebés chorarem à nascença e a rouquidão da voz devido a placas brancas amareladas na epiglote
- A pele está espessada e com sulcos. Observa-se alopécia, cicatrizes e distrofia das unhas.
- São também registadas epilepsia e anomalias neuropsiquiátricas[25].

Manifestações orais:

- As manifestações orais são observadas durante a segunda década.
- Placas papulares branco-amareladas que se tornam proeminentes com o avançar da idade.
- Os lábios tornam-se espessos e nodulares, a língua aumenta de tamanho, é muito firme à palaptação e, por vezes, fica colada ao pavimento da boca.
- Também pode ocorrer parotidite dolorosa recorrente.
- A falta de dentes congénita também é observada.

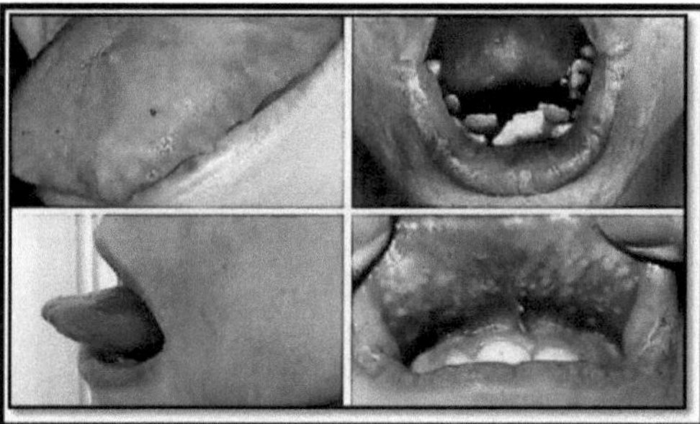

Manifestações orais da proteinose lipídica [33]

- **Histologicamente,** observa-se a deposição de material PAS +ve ao nível da membrana basal, derme papilar, vasos sanguíneos e glândulas sudoríparas.
- Material hialino disseminado juntamente com rutura/reduplicação da membrana basal. A microscopia eletrónica mostra um aspeto de casca de cebola.
- Depósitos hialinos: observam-se ácido hialurónico, sulfato de condroitina e lípidos [25]

❖ SÍNDROME DE MARFAN (Síndrome de Marfan-A chard, aracnodactilia)

- É um defeito genético hereditário do tecido conjuntivo que tem um modo de transmissão autossómico dominante.
- O defeito foi isolado no gene **FBN1** no **cromossoma 15, bandas ql5-q23**, que codifica a proteína fibrilina do tecido conjuntivo.
- As anomalias desta proteína causam uma miríade de problemas clínicos que incluem problemas muco-esqueléticos, cardíacos e oculares.

Caraterísticas clínicas:

- A incidência estimada é de 1 em 5000 a 1 em 10000 nascimentos.
- O esqueleto apresenta tipicamente múltiplas deformações, incluindo: Aracnodactilia, dolichostenomelia (membros longos em relação ao comprimento do tronco), escoliose toracolombar.
- A forma do crânio e da face é longa e estreita, caraterística da doença.
- Outras caraterísticas incluem hiperextensibilidade das articulações com deslocações habituais, cifose e pés planos.
- O sistema cardiovascular mostra dilatação aórtica, regurgitação aórtica e aneurismas, prolapso da válvula mitral.
- Os achados oculares incluem miopia, catarata, descolamento da retina e deslocamento superior do cristalino[1,25].

Manifestações orais:

- Uma abóbada palatina alta e arqueada é muito prevalente e é um achado constante.
- Úvula bífida, má oclusão é vista.
- Podem também ocorrer múltiplos quistos odontogénicos do maxilar.
- A disartrose da articulação temporomandibular também é relatada[1,2].

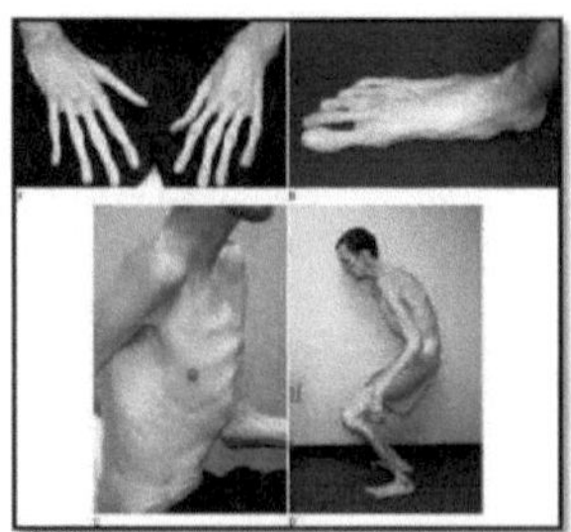

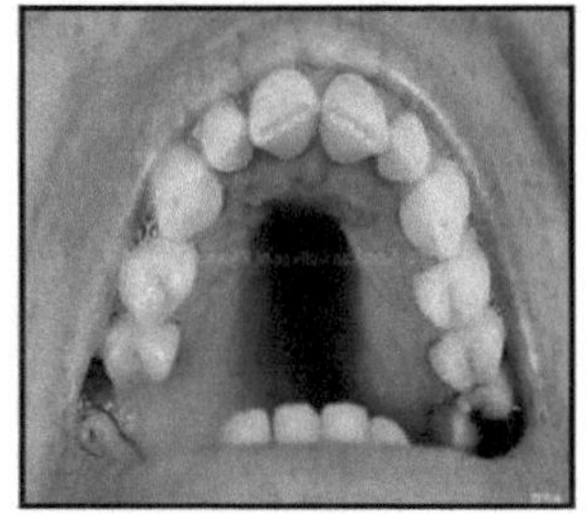

O esqueleto apresenta múltiplas deformações [33]
Uma abóbada palatina alta e arqueada [33]

❖ PSEDOXANTOMA ELÁSTICO

- O psedoxantoma elástico (PXE) refere-se a um grupo de doenças que envolvem anomalias do tecido elástico.
- Herdada como uma caraterística autossómica dominante ou, em alguns casos, como autossómica recessiva.

- Envolve achados cutâneos típicos, juntamente com vários graus de envolvimento ocular e cardíaco.
- As manifestações cutâneas envolvem pápulas amarelas sobre um fundo atrófico, normalmente nas áreas de flexão da axila e do lado do pescoço.
- Estas pápulas amarelas são designadas por "pele de galinha depenada"[32].

Manifestações orais:
- Pode observar-se na mucosa oral uma descoloração amarelada irregular secundária à alteração das fibras elásticas.
- O local mais frequentemente afetado é a mucosa do lábio inferior. Também se observam vasos superficiais proeminentes[3].

Tratamento:
- Nenhuma terapia eficaz.
- O doente deve ser avaliado quanto a doença sistémica.[32]

❖ **HIPOPLASIA DERMAL FOCAL (síndroma de Goltz, síndroma de Goltz-Gorlin)**
- É uma doença dominante ligada ao X, mais de 90% dos doentes descritos são do sexo feminino.
- Goltz et al. descreveram um grupo de doentes com lesões cutâneas atróficas lineares, dentes defeituosos, anomalias oculares e músculo-esqueléticas.
- Nalguns casos, foi observado atraso mental[32].

Caraterísticas clínicas:
- Erosões lineares vermelhas ou atróficas na pele e herniações.

Manifestações orais:
- Hipodontia, oligodontia, displasia do esmalte.
- Papilomas na cavidade oral em 50% dos casos, afectando os lábios, a gengiva e a língua.
- Além disso, fendas orofaciais, dentes hipoplásicos, assimetria dos ossos faciais, má oclusão.[32]

DOENÇAS COM POTENCIAL MALIGNO

❖ **XERODERMA PIGMENTOSO**
- O Xeroderma Pigmentoso é uma genodermatose rara em que se desenvolvem numerosos tumores malignos cutâneos numa idade muito precoce.
- A doença é herdada como uma caraterística autossómica recessiva e é causada por defeitos no mecanismo de reparação por excisão e/ou reparação pós-replicação do ADN.
- Ocorrem mutações nas células epiteliais, levando ao desenvolvimento do cancro da pele.[1]

Caraterísticas clínicas:
- Durante os primeiros anos de vida, os doentes afectados pelo xeroderma pigmentoso apresentam uma tendência acentuadamente aumentada para se bronzearem.

- São observadas alterações cutâneas, como atrofia, pigmentação sardenta e despigmentação irregular.
- Na primeira infância, começa a queratose actínica, desenvolvendo-se um processo que normalmente não ocorre antes dos 40 anos de idade.
- Estas lesões progridem rapidamente para a malignidade, como o carcinoma de células escamosas e o carcinoma de células basais.
- Na maioria dos doentes, um cancro de pele não melanoma desenvolve-se durante a primeira década de vida. O melanoma desenvolve-se em cerca de 5% dos doentes com xerodermia pigmentar, mas evolui numa altura ligeiramente mais tardia.[32]

Manifestações orais:

- Ocorre frequentemente antes dos 20 anos de idade.
- O lábio inferior é um local comum. Intra-oralmente, é frequente o desenvolvimento de carcinoma de células escamosas da gengiva, do palato e da ponta da língua.
- A telangiectasia glossal, a leucoplasia e as alterações degenerativas semelhantes às dos lábios sugerem a radiação UV como fator etiológico dos tumores da face anterior da língua.[32]

Caraterísticas histopatológicas

- As caraterísticas histopatológicas do xeroderma pigmentoso são relativamente inespecíficas, uma vez que as lesões cutâneas pré-malignas e malignas que ocorrem são microscopicamente indistinguíveis das observadas em doentes não afectados.[1]

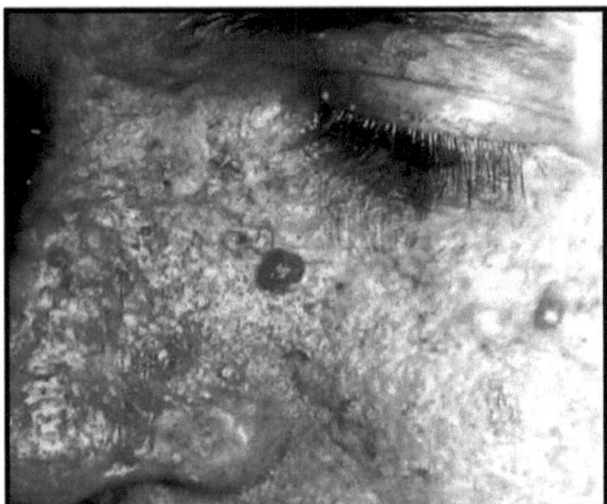

Lesões cutâneas do Xeroderma pigmentoso[33]

Tratamento

- O tratamento do xeroderma pigmentoso é um desafio porque, na maioria dos casos, já ocorreram danos solares significativos aquando do diagnóstico.
- Os doentes são aconselhados a evitar a luz solar e a luz fluorescente não filtrada. Devem ser utilizados vestuário de proteção e protectores solares adequados se não puderem evitar a exposição solar.
- As lesões suspeitas devem ser removidas imediatamente, pois os tumores tendem a crescer

rapidamente.

- Podem ser utilizados agentes quimioterapêuticos tópicos (por exemplo, 5-fluorouracilo) para tratar as queratoses actínicas.
- Doses elevadas de isotretinoína oral têm sido eficazes.
- O prognóstico global continua a ser mau.[32]

❖ **DISQUERATOSE CONGÉNITA (Síndrome de Cole-Engman; Síndrome de Zinsser-Cole-Engman)**

- A Disqueratose Congénita, uma genodermatose rara, descrita pela primeira vez por Zinsser em 1906, é normalmente herdada como uma caraterística recessiva ligada ao X.
- Esta doença tem uma predileção marcante pelo sexo masculino, com um rácio de 13:1 entre homens e mulheres.
- Foi determinado que as mutações no gene DKCI causam a forma ligada ao X da disqueratose congénita[1,50].

Caraterísticas clínicas:

- A disqueratose congénita torna-se normalmente evidente durante os primeiros 10 anos de vida.
- O principal achado é a poiquilodermia cutânea que consiste em hipo e hiperpigmentação, telangiectasia e atrofia.
- As alterações são normalmente observadas na face, no pescoço, na parte superior do tórax e nas mãos.
- As alterações anormais e displásicas das unhas são evidentes.
- A estenose do ducto lacrimal está presente, levando a lacrimejamento persistente e olho vermelho.
- A trombocitopenia é normalmente o primeiro problema hematológico que se desenvolve, tipicamente durante a segunda década de vida, seguido de anemia.
- Por fim, desenvolve-se anemia aplástica com hipoplasia da medula óssea em cerca de 70% destes doentes.
- Pode também estar presente um atraso mental ligeiro a moderado[1,50].

Manifestações orais:

- Intraoralmente, a língua e a mucosa bucal, a gengiva e o palato desenvolvem bolhas; estas são seguidas de erosões e acabam por formar lesões leucoplásicas.
- As lesões leucoplásicas são consideradas pré-malignas e aproximadamente um terço delas torna-se maligno no início da vida adulta.
- Também se observam gengivite crónica, pigmentação da mucosa, cáries graves, dentes taurodontes ou hipocalcificados e dentes malpostos [51].

Caraterísticas histopatológicas:

- As amostras de biopsia das lesões iniciais da mucosa oral mostram hiperortoqueratose com atrofia epitelial. À medida que as lesões progridem, desenvolve-se displasia epitelial até à evolução de um carcinoma espinocelular franco.[1]

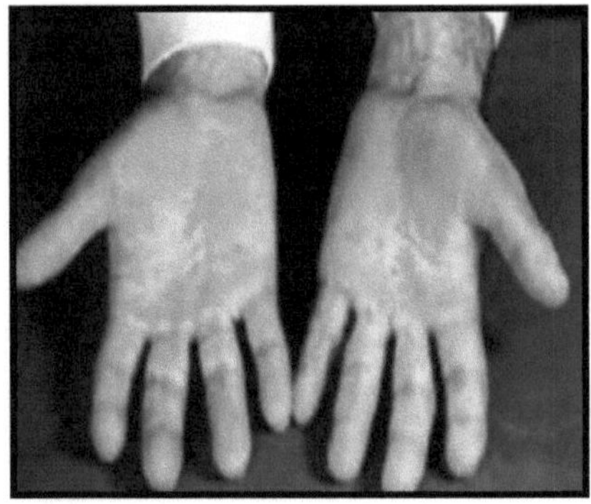

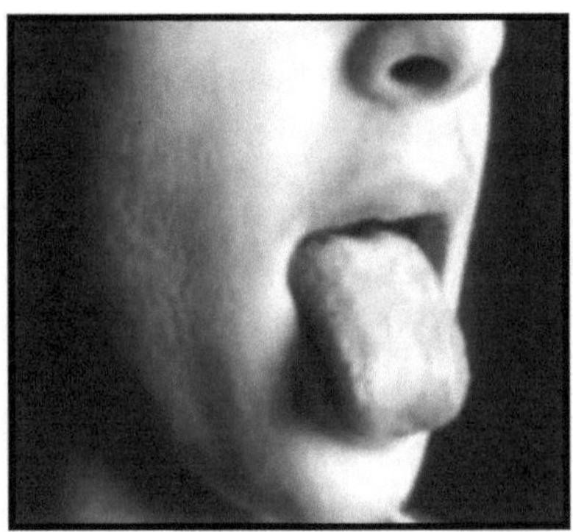

Hiperqueratose das palmas das mãos (25)
Leucoqueratose da mucosa oral [25]

Diagnóstico diferencial:

- Poiquilodermia
- Erosões orais
- Leucoplasia
- Anemia aplástica

Tratamento:

- O desconforto das lesões orais é tratado sintomaticamente.
- São efectuados exames periódicos cuidadosos da mucosa oral para verificar se existem indícios de transformação maligna.
- A cirurgia é a melhor opção em caso de malignidade franca.
- Os retinóides orais podem ser úteis.
- O consumo de tabaco e de álcool deve ser evitado, uma vez que podem atuar como riscos adicionais.

❖ SÍNDROME DE PEUTZ-JEGHERS

- A síndrome de Peutz-Jeghers é uma doença relativamente rara mas bem reconhecida.
- A síndrome é geralmente herdada como um traço autossómico dominante.
- A mutação de um gene conhecido como LKBI, que codifica uma serina/treonina quinase rara, foi considerada responsável por esta síndrome.
- Os doentes apresentam pigmentação intra-oral, perioral e acral, pólipos intestinais e tumores gonadais.

Caraterísticas clínicas:

- O principal achado clínico é constituído por máculas pigmentadas encontradas peri-oralmente.
- São sardas com aumento de melanina, mas sem aumento de melanócitos.

- As alterações pigmentares precedem as manifestações sistémicas.
- Os pólipos intestinais, geralmente considerados como crescimentos hamartomatosos, estão espalhados pelas áreas produtoras de muco do trato gastrointestinal. O jejuno e o íleo são os mais frequentemente afectados.
- O risco de transformação maligna é relativamente baixo, ocorrendo em cerca de 3% dos doentes[1,52].

Manifestações orais:

- As lesões orais representam essencialmente uma extensão das sardas periorais.
- As máculas pigmentadas medindo mais de 1 a 1 mm, de cor castanha a cinzenta azulada, afectam principalmente a zona do vermelhão, a mucosa labial e bucal e a língua.
- Estes achados orais são observados em mais de 90% destes doentes[1,52].

Caraterísticas histopatológicas:

- Os pólipos gastrointestinais da síndrome de Peutz-Jeghers representam, histopatologicamente, crescimentos benignos do epitélio glandular intestinal suportados por um núcleo de músculo liso.
- A avaliação microscópica das lesões cutâneas pigmentadas mostra uma ligeira acantose do epitélio com alongamento das cristas das retas.
- O pigmento de melanina parece ser retido nos melanócitos em vez de ser transferido para os queratinócitos adjacentes.[1]

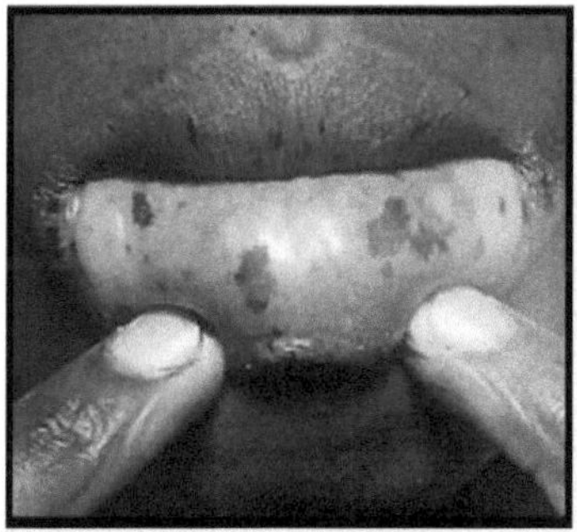

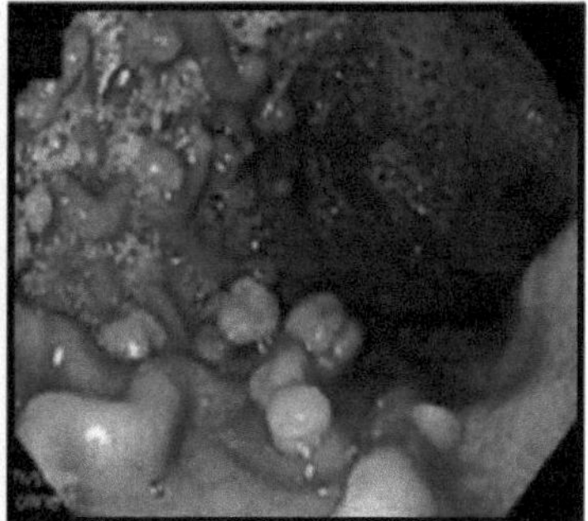

Máculas pigmentadas na mucosa labial [33]
Polipose intestinal múltipla[33]

Tratamento

- Os doentes com síndrome de Peutz-Jeghers devem ser monitorizados quanto ao desenvolvimento de intussuscepções ou formações tumorais.
- O aconselhamento genético também é adequado.[1]

❖ SÍNDROMA DO HAMARTOMA MÚLTIPLO (SÍNDROMA DE COWDEN)

- A síndrome do hamartoma múltiplo é uma doença rara que inclui tumores malignos e tumores hamartomatosos benignos que ocorrem em elevada percentagem nos indivíduos afectados.

- A síndrome é herdada como uma doença autossómica dominante. O gene responsável por esta doença foi mapeado no cromossoma 10, e uma mutação do gene PTEN (phosphate and tenasin homolog deleted on chromosome 10) foi implicada na sua patogénese[1,53].

Caraterísticas clínicas:

- As manifestações cutâneas estão presentes em quase todos os doentes com síndrome do hamartoma múltiplo, desenvolvendo-se normalmente durante a segunda década de vida.
- A maioria das lesões cutâneas aparece como pápulas múltiplas e pequenas (menos de 1 mm), principalmente na pele do rosto, especialmente à volta da boca, nariz e orelhas.
- Microscopicamente, a maioria destas pápulas representa hamartomas do folículo piloso, denominados trichilemmomas. Outras lesões cutâneas frequentemente observadas são a queratose acral, um crescimento de aspeto verrugoso que se desenvolve na superfície dorsal da mão, e a queratose palmo-plantar, uma lesão proeminente semelhante a um calo nas palmas das mãos ou plantas dos pés.
- A doença fibrocística da mama, o carcinoma da mama e os carcinomas da tiroide são também observados em alguns doentes[1,53].

Manifestações orais:

- As lesões orais variam em gravidade de doente para doente e consistem normalmente em múltiplas pápulas que afectam a gengiva, o dorso da língua e a mucosa bucal.
- Existem nódulos suaves e pálidos nos lábios, na língua e na mucosa bucal.
- Podem coalescer em placas para formar uma aparência de **paralelepípedos**.
- Outros achados orais incluem um palato arqueado alto, periodontite e cáries dentárias extensas, embora não seja claro se as duas últimas condições estão significativamente relacionadas com a síndrome .
- Além disso, também foi descrito um carcinoma da língua.
- Também foram observadas hiperplasia gengival e língua fissurada[1,53,54].

Caraterísticas histopatológicas:

- As caraterísticas histopatológicas das lesões orais são bastante inespecíficas, representando essencialmente uma hiperplasia fibroepitelial. Outras lesões associadas a esta síndrome têm achados histopatológicos caraterísticos, dependendo da origem hamartomatosa ou neoplásica do tecido.[1]

Diagnóstico

O diagnóstico baseia-se na constatação de dois dos três sinais seguintes:

1. Tricilemomas faciais múltiplos
2. Pápulas orais múltiplas
3. Queratoses acrais

Uma história familiar positiva também é útil para confirmar o diagnóstico.

Critérios operacionais do Consórcio Internacional de Cowden de 2007 para o

diagnóstico da doença de Cowden [55]

Pathognomonic criteria	Major criteria	Minor criteria
Mucocutaneous lesions: - Trichilemmomas (facial) - Acral keratoses - Papillomatous lesions - Mucosal lesions Lhermitte-Duclos disease (cerebellar dysplstic ganglio-cytoma)	- Breast cancer - Thyroid cancer - Macrocephaly - Endometrial carcinoma	- Other thyroid lesions (e.g. goitre) - Mental retardation (I.Q. < 75) - Hamartomatous intestinal polyps - Fibrocystic disease of breast - Lipomas - Fibromas - Genito-urinary tumours

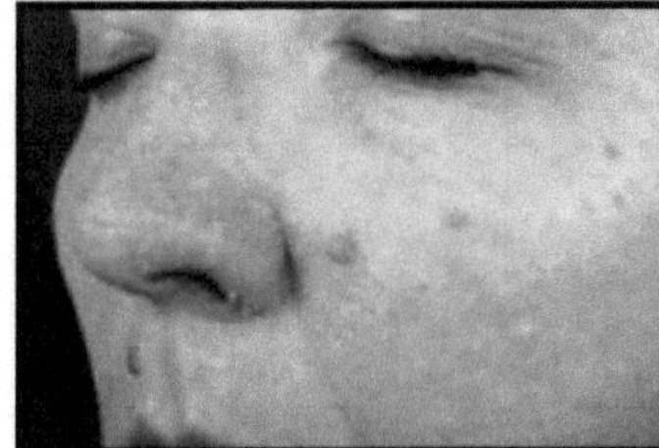
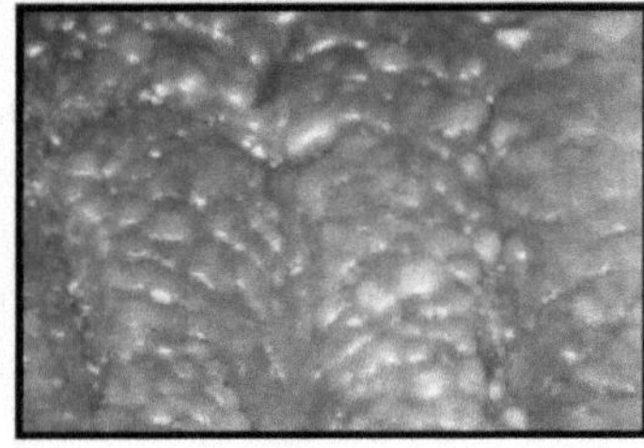

Pápulas faciais [25]
Lesões papilomatosas que se aglutinam para formar um aspeto de pedra de calçada na boca [33]

Tratamento

- As lesões orais e cutâneas não requerem qualquer tratamento.
- As pápulas ou nódulos maiores podem necessitar de excisão.
- Embora a maioria dos tumores que se desenvolvem sejam benignos, a prevalência de malignidade é mais elevada do que na população em geral. A doente deve ser vigiada para detetar doenças da mama e da tiroide.[1]

❖ SÍNDROME DE GARDNER (Polipose Adenomatosa Familiar (PAF)

- Em 1953, Gardner descreveu uma síndrome que consistia numa polipose intestinal hereditária com osteomas e múltiplas lesões cutâneas e subcutâneas.
- A caraterística mais importante da síndrome de Gardner é a associação de múltiplos pólipos do cólon (polipose adenomatosa familiar coli - PAF) com quistos sebáceos e osteomas dos maxilares.
- A frequência da síndrome do jardineiro da síndrome de FAP-Gardner foi estimada entre 1 em 12000 e 1 em 1400.
- O padrão de hereditariedade é autossómico dominante com penetrância completa. O gene da síndrome de FAP-Gardner foi localizado numa pequena região no braço longo do cromossoma 5 (5q21-22), referida como o locus da polipose adenomatosa coli.
- No entanto, aproximadamente 20% dos casos representam mutações espontâneas, sem

história familiar relatada.[1]

Caraterísticas clínicas:

- Os pólipos intestinais da síndrome de FAP-Gardner são predominantemente adenomas e têm um potencial de 100% de transformação maligna, que ocorre normalmente no grupo etário dos 20-40 anos.
- Os pólipos desenvolvem-se normalmente por volta da puberdade e podem ocorrer em qualquer parte do trato gastrointestinal, embora a região colorrectal seja invariavelmente afetada.
- A dor é raramente observada nestes doentes e é assintomática.
- **As anomalias do esqueleto,** as mais comuns das quais são os osteomas, são um componente essencial da síndrome de Gardner.
- Estes tumores benignos são caracterizados por um crescimento lento e contínuo e ocorrem mais frequentemente na mandíbula, no córtex externo do crânio e nos seios paranasais.
- O ângulo da mandíbula é um local particularmente diagnóstico.
- Os osteomas podem ser exostoses, frequentemente designadas por osteomas periféricos, ou enostoses, que só são detectáveis radiograficamente.
- As lesões provocam uma assimetria facial devido à expansão.

Caraterísticas radiográficas:

- Os osteomas manifestam-se como uma lesão radiopaca localizada com um limite nítido.
- Foi descrito um outro tipo de lesão, que aparece como uma área radiopaca grande e difusa, semelhante a uma lã de algodão, em ambos os maxilares, e é designada por lesão radiopaca disseminada.
- Enquanto um osteoma solitário da mandíbula é um achado incidental comum na radiografia panorâmica dentária e é altamente sugestivo da síndrome de Gardner.
- As anomalias dentárias, como dentes supranumerários, ausentes ou não irrompidos e odontomas, são frequentemente determinadas em radiografias de rotina

Lesões cutâneas

- As principais lesões cutâneas são os quistos epidermóides múltiplos, presentes em cerca de 50-65% dos doentes.
- Os quistos surgem antes da puberdade e ocorrem principalmente na face, no couro cabeludo e nas extremidades.
- Não têm potencial maligno.
- Os tumores desmóides podem ocorrer na pele da parede abdominal anterior ou intra-abdominalmente.
- Globalmente, a incidência de tumores desmóides em doentes com PAF é de 8,9%.
- Pensa-se que a maioria é precipitada por traumatismo cirúrgico e 86% dos doentes com PAF e tumores desmóides foram submetidos a uma colectomia prévia.
- Os tumores desmóides são fibromatoses profundas de crescimento lento que são histologicamente benignas e não têm potencial metastático. Caracterizam-se, no entanto,

por uma infiltração agressiva do tecido adjacente e são propensos a recorrência após excisão cirúrgica.

- Os tumores desmóides mesentéricos irressecáveis podem levar à morte nalguns doentes com síndrome de Gardner-FAP.
- Outras lesões cutâneas que têm sido descritas na síndrome de Gardner incluem fibroma, lipoma, leiomioma, neurofibroma, carcinoma basocelular e lesões cutâneas pigmentadas.
- Outras neoplasias fortemente associadas à síndrome de Gardner incluem o carcinoma papilar da tiroide, que afecta principalmente doentes do sexo feminino.
- Também os tumores do SNC, como o glioma e o medulloblasoma, e o carcinoma periampolar do duodeno.

Manifestações orais

- As anomalias dentárias estão presentes em cerca de 30% dos doentes com síndrome de Gardner.
- Inclui dentes supranumerários, odontomas compostos, hipodontia, morfologia dentária anormal e dentes impactados ou não irrompidos.
- A maior incidência de anomalias dentárias é encontrada em pacientes com osteomas múltiplos, mas as alterações dentárias podem ser encontradas na ausência de lesões esqueléticas, e as anomalias dentárias não são secundárias a alterações ósseas.[1]

Tratamento:

- Os osteomas e odontomas devem ser ressecados. Além disso, pode ser observada a recorrência de osteomas e odontomas após uma cirurgia inadequada.
- O tratamento ortodôntico não é uma opção válida para estes doentes porque os osteomas e o aumento da densidade do osso inibem o movimento dentário.
- A densidade do osso é tão densa para a erupção do dente impactado que a extração cirúrgica seria a alternativa mais adequada.
- Após a extração de todos os dentes impactados, deve ser realizada uma reabilitação protética convencional, parcial ou total.
- A recorrência é rara após uma intervenção cirúrgica completa.

❖ **SÍNDROME DO NEVO DE CÉLULAS BASAIS NEVOIDES (Síndrome do Nevo de Células Basais, Polioncose Cutaneomandibular Hereditária, Síndrome de Gorlin e Goltz, Cisto da Mandíbula - Nevo de Células Basais, Síndrome da Costela Bífida)**

- Uma doença hereditária
- Transmitida como uma caraterística autossómica dominante, com elevada penetrância e expressividade variável.
- É causada por mutações no patched (PTCH), um gene supressor de tumores. *[41]

Caraterísticas clínicas

- **Anomalias cutâneas -** carcinoma basocelular, outros quistos e tumores denais benignos, pitting palmar, queratose palmar e plantar e calcinose dérmica.

- **Anomalias oftalmológicas** como hipertelorismo com ponte nasal larga, cegueira congénita.
- **Anomalias neurológicas** incluindo atraso mental, calcificação dural.
- **Anomalias sexuais**, incluindo hipogonadismo nos homens e tumores do ovário[1,41].

Caraterísticas orais:

- Frequentemente, desenvolvem-se cedo na vida, pelo que podem ocorrer deformações e deslocações dos dentes em desenvolvimento.
- Anomalias dentárias e ósseas incluindo queratocistos odontogénicos (frequentemente múltiplos), prognatismo mandibular ligeiro, anomalias das costelas (frequentemente bífidas), anomalias vertebrais[1,41].

Tratamento

- Vários casos de ameloblastoma desenvolveram-se em quistos desta síndrome. Por isso, é importante remover cirurgicamente os quistos e enviá-los para exame histológico[1,41].

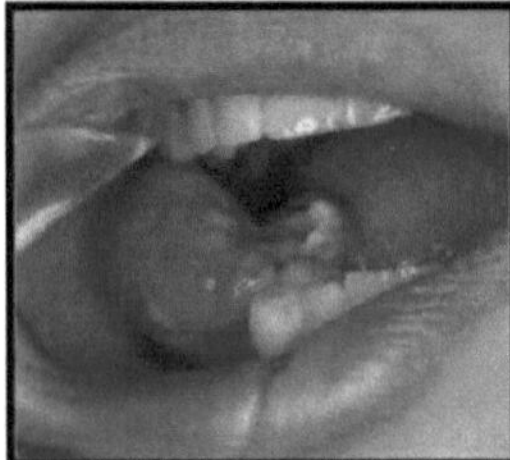

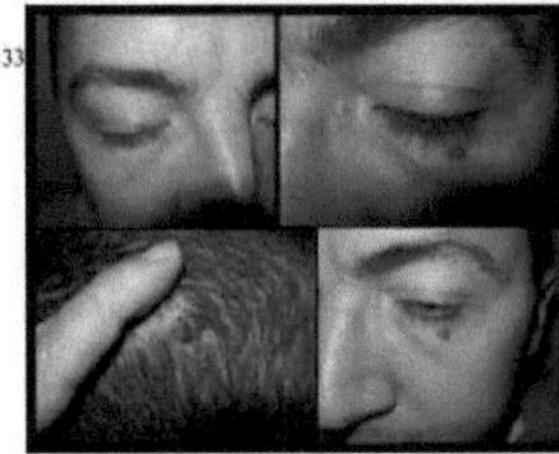

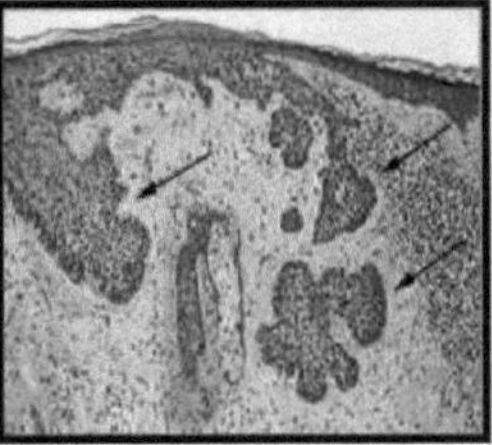

Manifestações orais, cutâneas e histológicas [33]

DOENÇA QUE AFECTA O CABELO E AS UNHAS

❖ PACHYONYCHIA CONGENITA (Síndrome de Jadassohn-Lewandowsky, Poliqueratose Congénita)

Caraterísticas clínicas

- A paquioníquia congénita é uma genodermatose autossómica dominante rara que afecta principalmente os tecidos de origem ectodérmica, como a epiderme palmo-plantar, o leito ungueal, as mucosas e a unidade pilossebácea.
- As caraterísticas clínicas fundamentais são a distrofia palmo-plantar dolorosa (predominantemente plantarkeratoderma) hipertrófica das unhas, a leucoqueratose oral e uma variedade de quistos resultantes da hiperqueratose do aparelho pilossebáceo.
- Estes sintomas surgem normalmente a partir dos 2 anos de idade.
- Existem vários subtipos distintos de paquioníquia congénita, apenas o tipo-I mais comum tem achados na mucosa oral, embora o tipo-II seja caracterizado por dentes natais.[56]

Caraterísticas orais:

- A leucoplasia é uma das caraterísticas cardinais do tipo I.
- Ocorre em cerca de 60% dos doentes
- As manchas brancas espessas são mais comuns nas áreas de tensão mecânica,

especialmente na mucosa bucal retroangular ou ao longo da linha de oclusão dos dentes.

- Também envolve o palato, o dorso da língua e outras superfícies.
- O envolvimento das cordas vocais pode levar à rouquidão.
- Normalmente, está presente algum sinal de leucoplasia à nascença ou na primeira infância.
- Os dentes natais e neonatais são o sinal mais invulgar de paquioníquia congénita.
- Existe também uma tendência para cáries precoces e graves, pelo que é frequente os doentes perderem todos os dentes até aos 30 anos de idade.
- Em alguns doentes pode ocorrer candidíase crónica[57].

Caraterísticas histológicas

- Há uma acentuada acantose, hiperqueratose e paraqueratose, mas sem atipia citológica.[58]

Diagnóstico diferencial

- Nevo de esponja branco
- Disqueratose congénita precoce

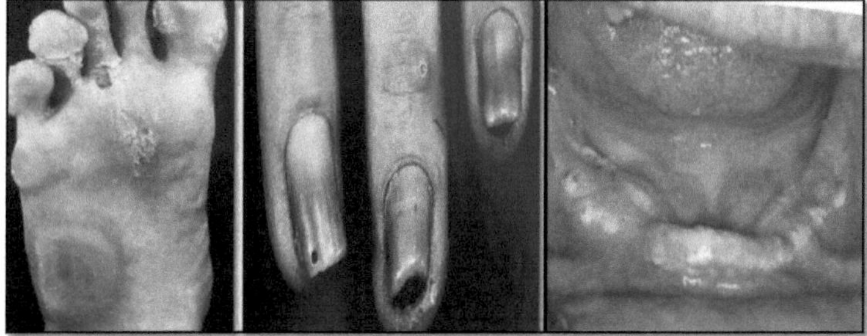

Manifestações clínicas da Paquioníquia Congénita[33]

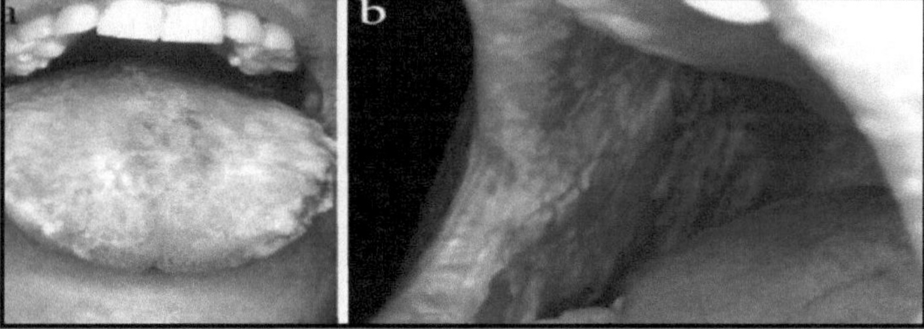

Hiperqueratose na mucosa oral na Paquioníquia Congénita[59]

Terapia

- Não existe potencial maligno para a leucoplasia oral.
  Retinóides orais e tópicos[32]

❖ DISPLASIA ECTODÉRMICA

- A Fundação Nacional de Displasia Ectodérmica (NFED) define a displasia ectodérmica (DE) como uma doença genética em que existem defeitos congénitos à nascença (anomalias) de duas ou mais estruturas ectodérmicas.
- Estas estruturas incluem pele, cabelo, unhas, dentes, células nervosas, glândulas

sudoríparas, partes do olho e do ouvido e partes de outros órgãos

- Foi descrita pela primeira vez por Thurman em 1848.
- A doença é hereditária e não progressiva.
- Foram descritas mais de 192 perturbações à distância.[1,60]

Caraterísticas clínicas:

- Consiste num grupo clínico e genético heterogéneo de doenças, caracterizado pela ausência, desenvolvimento completo ou atraso no desenvolvimento de um ou mais apêndices derivados do tecido epidérmico (cabelo, glândulas sudoríparas e unhas) ou de origem ectodérmica oral durante a embriogénese.
- Existem várias classificações, algumas baseadas em caraterísticas clínicas e outras em componentes genéticos da doença. Clinicamente, existem dois grupos de quadros:
- Grupo A - inclui os casos em que existe um defeito em pelo menos 2 das estruturas "clássicas", ou seja, cabelo, unhas, dentes e glândulas sudoríparas, com ou sem outros defeitos.
- Grupo B - inclui os casos em que apenas uma das estruturas "clássicas" está afetada, mas em que coexiste pelo menos outro defeito ectodérmico[1,60]

  Todos os casos podem ainda ser subdivididos em:

  1. Displasia ectodérmica pura - na qual existem apenas sinais ectodérmicos
  2. Síndrome ectodérmica - na qual existem caraterísticas ectodérmicas, bem como outras malformações. Distinguem-se clinicamente duas formas diferentes,

- Síndrome de Cloustan (Forma Hidrotica)
- Síndrome de Chirst-Siemens-Touraine (forma anidrotica/hipohidrotica)

Síndrome de Christ-Siemens-Touraine (Displasia ectodérmica antidrótica/hipohidrótica)

- Herdado através de um traço recessivo ligado ao X[61].
- O gene causador (gene EDA) foi identificado no cromossoma Xq 12- ql3 e codifica uma nova proteína transmembranar, a ectodisplasina, que parece desempenhar um papel crítico nas interações epiteliais mesenquimatosas durante a morfogénese do folículo piloso.
- Existem também formas autossómicas dominantes e recessivas. Os genes responsáveis por estas formas foram isolados e designados por downless (DL).
- Os homens são principalmente afectados e as mulheres são portadoras.
- A probabilidade de ser homozigoto afetado neste tipo de transmissão aumenta com os casamentos consanguíneos. Observa-se uma tétrade de hipoidrose, hipotricose, hipodontia e fácies caraterísticas.
- A primeira caraterística da tétrade é a hipohidrose/anidrose, que significa a ausência total ou parcial de glândulas sudoríparas, tornando a pele lisa, fina e seca, com sudação reduzida ou ausente, e que se apresenta frequentemente com episódios de hipertermia ou febre inexplicável na infância.
- A rinite, a farangite, as infecções respiratórias, a diarreia e as otites recorrentes também podem ocorrer devido a uma função defeituosa das glândulas mucosas nasais, faríngeas,

do sistema respiratório, do TGI e do canal auditivo, respetivamente [61].

Manifestação oral

- Normalmente, os dentes estão deformados ou em falta, mas a anodontia é invulgar.
- Os dentes têm um aspeto cónico.
- Os dentes em falta não estão irrompidos, como revelado radiologicamente.
- Redução da dimensão vertical normal que resulta em lábios protuberantes.
- A arcada palatina é alta.
- Pode ser observada fenda palatina.
- As glândulas salivares acessórias intra-orais são hipoplásicas, resultando em xerostomia.
- Os lábios protuberantes podem estar secos e gretados com formação de pseudorhagades.[1]

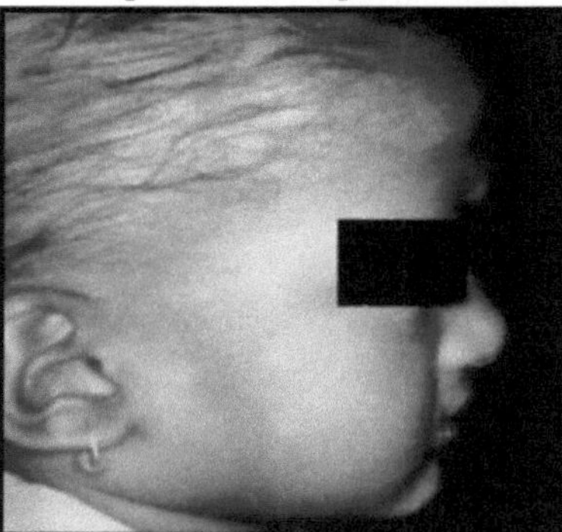
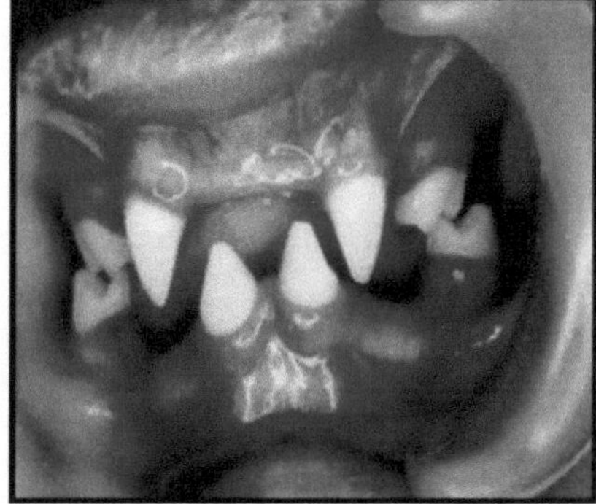

Manifestações orais e clínicas da DE [1]

Variante hidrótica da DE (síndrome de Cloustons)

- Uma genodermatose autossómica dominante rara.
- Recentemente, a ligação multiponto foi mapeada para a região pericentromérica do cromossoma 13q (13q 11-12)
- Os doentes têm tipicamente queratodermia palmoplantar, alopécia, distrofia ungueal e também surdez. **Caraterísticas orais:** Não há manifestações dentárias marcadas, mas os doentes relataram dentes natais, dentes em falta ou pequenos e cáries marcadas [61].

Tratamento

- Não existe tratamento para esta doença.
- Os indivíduos afectados com defeitos dentários podem ser sujeitos a uma avaliação dentária precoce e a uma intervenção que comece com próteses dentárias logo a partir dos dois anos.[1]

❖ EPIDERMÓLISE BOLHOSA

- A epidermólise bolhosa (EB) consiste num grupo heterogéneo de doenças mecanobolhosas devidas a mutações em pelo menos dez genes diferentes que se manifestam como fragilidade da pele.
- Um termo alternativo são os **distúrbios mecanobolhosos.**

- Subdividem-se em função do nível de fragilidade - na epiderme, na junção epidérmico-dérmica ou na derme superior.
- O envolvimento oral varia em frequência e gravidade[62,63].

Epidermólise Bolhosa Intraepidérmica

- Envolve queratinas estruturais
- Herdado como uma caraterística autossómica dominante
- Os dentes estão normais, mas a mucosa oral pode apresentar bolhas orais, erosões e miliária.
- Podem ser observadas erosões orais, hipodontia e anodontia.

Epidermólise Bulhosa Juncional (EB gravis juncional, variante Herlitz)

- Os doentes têm uma pele extremamente frágil, as lesões estão presentes à nascença e os doentes geralmente morrem cedo na vida.
- Apresentam invariavelmente erosões orais com fios de epitélio e fibrina.
- Embora toda a boca esteja envolvida, a zona de transição entre o palato mole e o palato duro é suscetível. As crostas periorais e perinasais aparecem por volta dos 6 meses de vida.
- Observa-se hipoplasia do esmalte com pitting e cáries graves [62,63].

Epidermólise bolhosa progressiva juncional

- Variante rara descrita num pedigree norueguês.
- Caracteriza-se por um início tardio na infância.
- Observam-se bolhas e erosões orais e perda das papilas linguais.

Epidermólise Bulhosa Dermolítica

- Estas formas de EB são também conhecidas como formas cicatriciais ou distróficas.
- O envolvimento oral é comum, com dentes malformados e desenvolvimento precoce de cáries.

Epidermólise bolhosa dermolítica distrófica albopapuloidea (variante Pasini)

- Forma autossómica dominante.
- Caracteriza-se por pequenas cicatrizes papulares brancas, especialmente nas ancas.
- Podem também ser encontrados noutros locais, incluindo o palato.
- Há fragilidade oral e as lesões cicatrizam com placas leucoplásicas.[62,63]

Epidermólise bolhosa dermolítica distrófica (variante de Cockayne-Touraine)

- Existe fragilidade da mucosa oral e as lesões podem evoluir para placas leucoplásicas.
- Pode desenvolver-se estenose esofágica.
- A caraterística é o desenvolvimento de milia ou pequenos quistos epidérmicos nas áreas danificadas.
- Embora os milia sejam pouco frequentes na mucosa oral, são observados nestes doentes.

Epidermólise bolhosa dermolítica distrófica (variante Hallopeau-Siemens)

- Forma autossómica recessiva
- Caracteriza-se por cicatrizes graves e envolvimento oral acentuado.
- A pele das mãos e dos pés é danificada e cicatriza com cicatrizes e deformações em forma de luva.
- O envolvimento oral ocorre sempre.
- Logo após o nascimento, quando o bebé tenta mamar, surgem bolhas graves, erosões, úlceras e cicatrizes na cavidade oral.
- À medida que as lesões progridem, podem surgir estenoses que interferem com a abertura da boca e a deglutição.
- A obliteração dos vestíbulos orais, a anquiloglossia e a microstomia são achados frequentes na EB distrófica recessiva generalizada.
- A cicatrização toma a forma de leucoplasia, levando ao carcinoma de células escamosas.
- As estruturas do esófago também se desenvolvem.
- São observados problemas dentários como a erupção tardia dos dentes ou anodontia.
- Observam-se cáries e defeitos no esmalte.
- O simples procedimento de escovagem dos dentes pode causar danos na mucosa.
- A doença periodontal grave pode ser observada com reabsorção da maxila e aparência equivocada de prognatismo.[62,63]

Epidermólise bolhosa dermolítica distrófica inversa (variante de Gedde-Dahl)

- Forma autossómica recessiva rara
- Caracterizada por doença acentuada da mucosa com estenoses[62].

Tratamento

- Infelizmente, não existe um tratamento eficaz para a EB.
- A utilização de antibióticos em caso de infeção secundária e de corticosteróides tem-se revelado eficaz.[1]
- Qualquer traumatismo deve ser evitado.
- Higiene dentária suave e meticulosa
- Ingestão de alimentos leves
- A preservação da dentição deve ser efectuada [62,63].

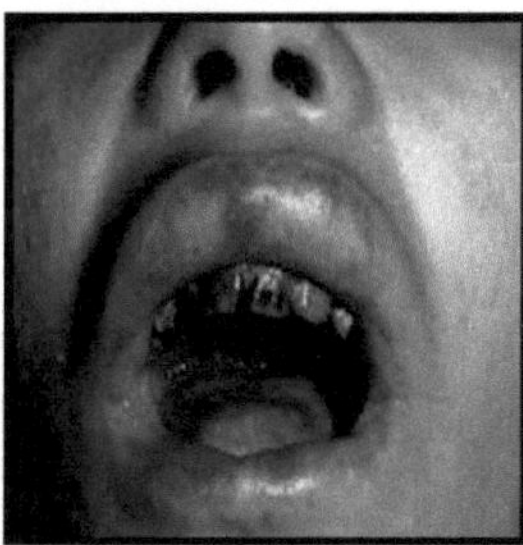

Manifestações clínicas da Epidemólise Bulhosa[33]

❖ SÍNDROMA DA NEOPLASIA ENDÓCRINA MÚLTIPLA (HOMENS) [64]

- A neoplasia endócrina múltipla refere-se a um grupo de doenças genéticas designadas pela sua associação com neoplasia e malignidade das glândulas endócrinas.
- Trata-se de uma doença autossómica dominante, cuja causa é uma mutação no gene RET no locus cromossómico lOql 1.
- Na MEN tipo I, a glândula paratiroide é mais frequentemente afetada por um tumor maligno.
- No MEN tipo II, a glândula tiroide é mais frequentemente afetada. Um subtipo, MEN IIB, está associado a neuromas da mucosa oral. O MEN IIB representa cerca de 5% dos casos de MEN II e é também conhecido como **síndroma do neuroma da mucosa** ou **síndroma de Wagenmann-Froboese.**

Manifestações orais

- Os neuromas da mucosa oral podem ser a primeira caraterística a apresentar-se na infância ou na primeira infância.
- Os neuromas da mucosa podem ser encontrados na superfície dorsal da língua, no palato ou na faringe. Quando encontrados na língua, são considerados quase patognomónicos de carcinoma medular da tiroide. A língua pode ter um aspeto crenado ou entalhado.
- Foram descritos nódulos pedunculados simétricos na mucosa bucal atrás de cada comissura labial. Quando os neuromas da mucosa aparecem como nódulos submucosos no bordo do vermelhão dos lábios, o espessamento resultante dos lábios é descrito como "pedregoso" ou "borbulhante".
- O palato pode ser alto e arqueado. A mandíbula pode ser proeminente.
- Todos os achados orais em MEN IIB são geralmente considerados assintomáticos e benignos.

Caraterísticas clínicas

- A neoplasia endócrina múltipla IIB distingue-se de outras síndromes MEN porque só ela tem caraterísticas físicas associadas para além dos achados endócrinos.
- As caraterísticas distintivas da MEN IIB incluem nervos corneanos espessados, visíveis ao exame com lâmpada de fenda, e um rosto de "olhos arregalados".
- Um corpo de hábito marfanóide com laxidez articular e carcinoma medular da tiroide.
- Quase todos os doentes com MEN IIB desenvolvem cancro medular da tiroide agressivo.

Tratamento

- A tiroidectomia precoce (por exemplo, com menos de 1 ano de idade) é imperativa para evitar metástases.
- Recomenda-se a monitorização contínua após a tiroidectomia para detetar cancro residual ou recorrente.[64]

❖ NEVO ESPONJOSO BRANCO

- Descrita por Cannon (1935), daí ser também conhecida como **"Doença de Cannon".**

- Doença autossómica dominante com um elevado grau de penetrância devido a um defeito na queratinização normal da mucosa oral.
- A queratina 4 e a queratina 13 são especificamente expressas na camada espinhosa.
- Foi demonstrado que as mutações em qualquer um destes genes são responsáveis pelas manifestações clínicas .[65]

Caraterísticas clínicas
- Principalmente congénita
- Alguns casos - na infância ou na adolescência - atingiram a sua máxima gravidade.

Manifestações orais
- O nevo de esponja branca está quase sempre associado à mucosa oral.
- Afecta as bochechas, o palato, a gengiva, o pavimento da boca e a língua
- A mucosa oral está espessada, dobrada ou ondulada, com uma textura macia ou esponjosa (como a pele de camurça) e com uma tonalidade opalescente.
- Áreas brancas irregulares que podem ser removidas com uma ligeira fricção.
- Os espessamentos brancos podem atingir o seu tamanho máximo na segunda década e depois permanecem estáveis.
- Assintomático
- Nalguns casos, as lesões orais são acompanhadas de lesões semelhantes noutras superfícies mucosas, ou seja, nos órgãos genitais, no reto e na cavidade nasal [65].

Caraterísticas histológicas
- Epitélio espessado - hiperparaceratose e acantose com camada basal intacta
- Células de toda a camada espinhosa que continuam à superfície - edema intracelular
- As células vacuoladas podem apresentar núcleos picnóticos
- Obstrução da paraqueratina que penetra profundamente na camada espinhosa
- Mucosa - ligeiro infiltrado de células inflamatórias

Tratamento
- Sem tratamento
- Excelente prognóstico [65]

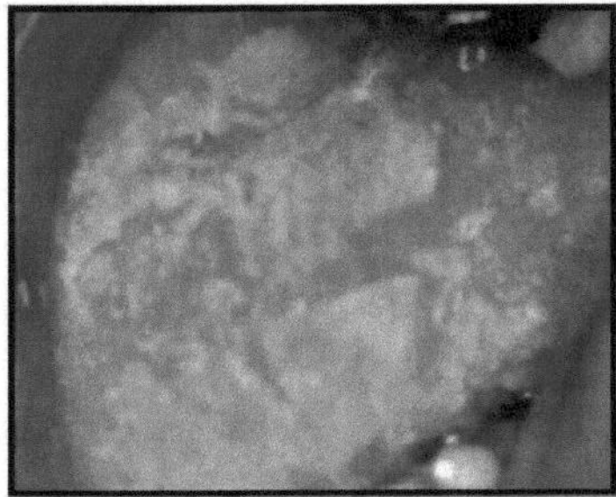
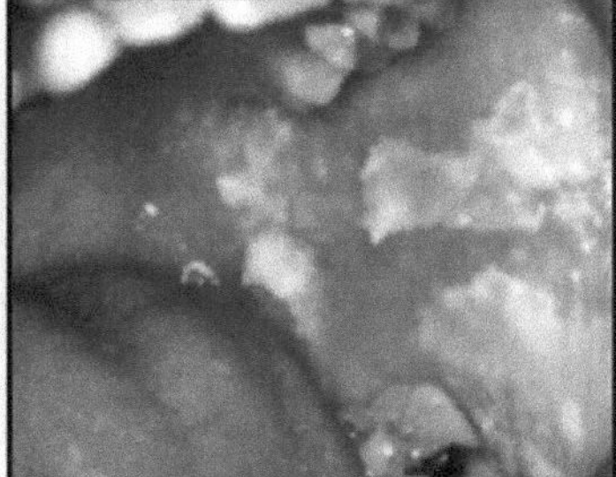

Nevo esponjoso branco da mucosa oral [33]

PERTURBAÇÕES DE ANOMALIAS CROMOSSÓMICAS

❖ SÍNDROME DE DOWNS

- Doença autossómica dominante com frequência de 1/700 dos nados vivos.
- Causada por trissomia do cromossoma 21 (o cromossoma extra é derivado por não-disjunção na meiose, normalmente da mãe).[1]

Caraterísticas clínicas:

- Cérebro pequeno com convoluções achatadas, anomalias do trato renal, defeitos imunológicos, incluindo doenças auto-imunes e comprometimento das funções das células T, estado atópico e risco aumentado de desenvolver leucemia aguda, geralmente com menos de 5 anos de idade.
- O doente pode apresentar-se com: Rosto mongoloide, membros atarracados, ligamentos articulares frouxos, dedos curtos e em forma de cone, por vezes com membranas.
- O atraso mental é observado com um QI<50.
- Deficiência auditiva congénita em 40% dos casos.
- Pele - à nascença é normal, na primeira infância é macia e aveludada, entre os 5-10 anos torna-se cada vez mais seca e menos elástica, aos 15 anos e mais de 70% apresenta xerose generalizada, envelhecimento acelerado da pele, liquenificação irregular na parte superior dos braços, pulsos, parte anterior das coxas, parte posterior dos tornozelos e parte posterior do pescoço.
- Erupção folicular popular crónica nas regiões pré-esternal e interescapular, devida a foliculite por Malassezia, psoríase hiperqueratósica, verificações vermelhas, anomalias dermatoglíficas, infecções cutâneas e melanoma lentiginoso.
- O cabelo é frequentemente fino e pode ser hipopigmentado, com elevada prevalência de alopecia areata.

Manifestação oral

- Os dentes são hipoplásicos e têm uma erupção tardia
- Fissuras e espessamento dos lábios que aumentam de prevalência e gravidade com a idade, língua escrotal.
- Confirmar o diagnóstico através de estudo cromossómico, não existe tratamento disponível[1].

PERTURBAÇÕES DO METABOLISMO

❖ PORFIRIA ERITROPOÉTICA CONGÉNITA

- A CEP é uma doença autossómica recessiva rara descrita pela primeira vez por Gunther em 1911.
- O defeito está na biossíntese do heme, resultando de um erro inato do metabolismo da porfirina.[66]

Caraterísticas clínicas

Anemia hemolítica, fotossensibilidade (manifestada por bolhas na pele), fragilidade cutânea, cicatrizes mutilantes, hipertricose e hiperpigmentação, e deposição de pigmento castanho-avermelhado nos ossos e dentes.

- Os pigmentos são uma acumulação de porfirinogénios do isómero I, que são espontaneamente oxidados em porfirinas fotossensibilizadoras solúveis em água com uma tonalidade avermelhada.
- A aparência vermelha dos dentes (eritrodontia) em indivíduos com CEP, combinada com um aumento do crescimento do cabelo e a necessidade de se aventurar ao ar livre apenas à noite para evitar a fotossensibilidade, deram origem à lenda do lobisomem.[66]

Manifestações orais

- As caraterísticas dentárias do CEP são caraterísticas e, por conseguinte, ajudam a estabelecer o diagnóstico .
- A mucosa oral é pálida e os dentes têm uma cor vermelha a castanha (eritrodontia).
- Os incisivos são quase corados, enquanto os caninos são coloridos apenas nas pontas das cúspides e os molares variam em termos de descoloração.
- Pensa-se que a descoloração dentária é causada pela afinidade das porfirinas pelo fosfato de cálcio nos dentes [66].

Tratamento

O tratamento dentário de doentes com CEP consiste em medidas estéticas para disfarçar a descoloração. [66]

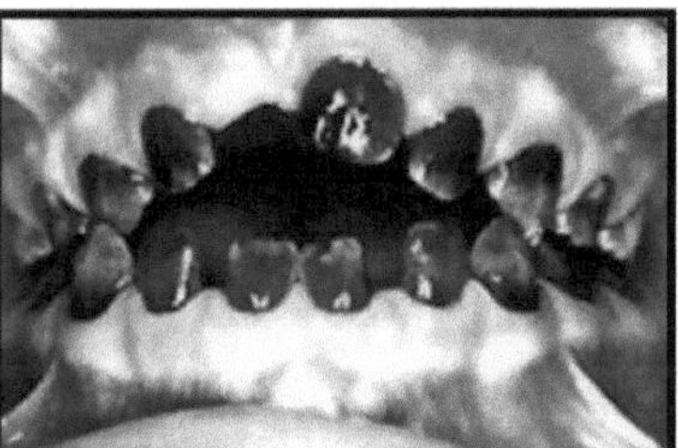

Porfiria: descoloração vermelha dos dentes [66]

PERTURBAÇÃO DA PIGMENTAÇÃO

❖ HIPOMELANOSE DO ITO

- Descrita pela primeira vez em 1951, a HI é uma doença neurocutânea caracterizada por áreas de hipopigmentação lineares, irregulares ou em redemoinho na pele.
- Muitas vezes, estas manchas não estão presentes à nascença, mas desenvolvem-se nos primeiros anos.
- "Perturbação pigmentar segundo as linhas de Blaschko" é um termo por vezes utilizado para descrever esta doença.

Caraterísticas clínicas

A síndrome pode estar associada a anomalias oftalmológicas, músculo-esqueléticas, neurológicas e dentárias.

Manifestações orais

- As anomalias dentárias encontradas na HI incluem cúspides em talão, um único incisivo central maxilar, defeitos de esmalte, hipodontia e dentes com espaçamento irregular.[67]

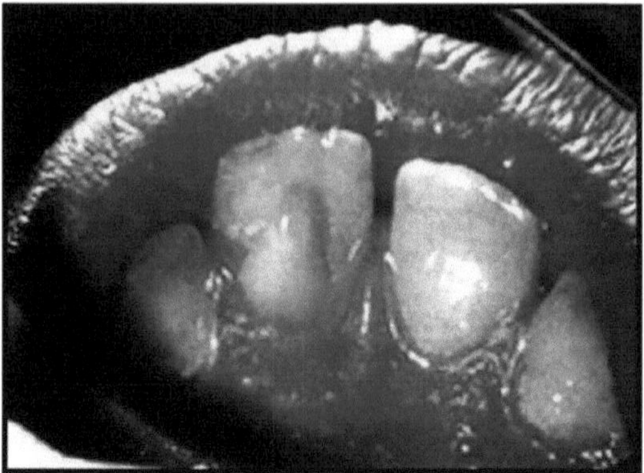

Hipomelanose de Ito: Uma cúspide de talão no incisivo central [67]

DOENÇA COM IMUNODEFICIÊNCIA

❖ SÍNDROME DE HIPERIMUNOGLOBULINA E (Síndrome de Job)

- Trata-se de uma doença rara de imunodeficiência caracterizada por abcessos cutâneos recorrentes, um quadro de dermatite atópica na pele, pneumonia com desenvolvimento de pneumatocele, várias anomalias esqueléticas e níveis séricos elevados de IgE.
- As anomalias dentárias incluem retenção dos dentes primários, falta de erupção dos dentes secundários e reabsorção tardia das raízes dos dentes primários. Outra doença rara de imunodeficiência, a síndrome de deficiência de adesão leucocitária associada a infecções cutâneas repetidas, hipomineralização dos ossos e hipoplasia do cemento adjacente à junção dentogengival.
- A periodontite progressiva generalizada e as infecções orais são comuns, com subsequente perda da dentição primária e permanente.[68]

❖ SÍNDROME DIGITAL OROFACIAL TIPO I

- A doença é transmitida através de um traço dominante ligado ao X com letalidade masculina, com alguns machos sobreviventes, tal como descrito na literatura. O gene OFD1 é expresso em células mesenquimatosas e no meta-nefrónio durante a embriogénese.

Caraterísticas clínicas e manifestações orais

- Início no nascimento
- Fenda, língua lobulada ou bífida com possível anquiloglossia
- Frénulas acessórias múltiplas
- Nódulos labiais e pseudo-esquerdismo
- Múltiplos miliários da face e das mãos que cicatrizam espontaneamente deixando áreas

cribrosas

- Cabelos finos e frágeis que provocam alopécia
- Fenda palatina e labial completa ou parcial
- Dentes defeituosos ou supranumerários
- Rosto com bossagem frontal, hipertelorismo e "distopia canthorum", micrognatia e hipoplasia malar
- A sindactilia "verdadeira" e a braquidactilia das mãos (os pés estão menos envolvidos) são caraterísticas, sendo menos frequente a clino e a camptodactilia.
- Defeitos do sistema nervoso central, incluindo agenesia do corpo caloso e atrofia cortical
- O défice mental ligeiro a grave é frequente
- Doença renal policística

Diagnóstico diferencial

- Outras síndromes que partilham múltiplos defeitos orais e labiais
- Síndrome tricorinofalângica

Tratamento

- A cirurgia oral é recomendada para melhorar a fala [69].

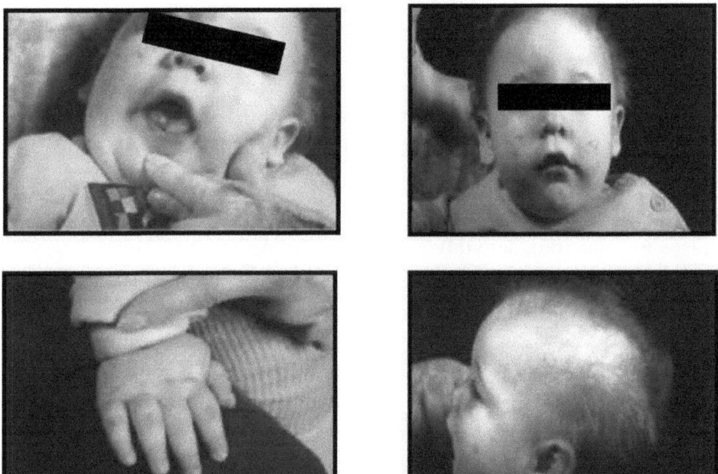

Manifestações orais e clínicas da síndrome digital orofacial [33]

CAPÍTULO 8

AVANÇOS RECENTES NO DOMÍNIO DAS GENODERMATOSES

Nos últimos anos, tem-se registado um progresso explosivo no domínio da biologia molecular e da investigação genética. Com a identificação do defeito genético subjacente, a compreensão da patogénese de muitas doenças tornou-se mais fácil. As capacidades de diagnóstico, as técnicas de investigação e o aconselhamento genético também melhoraram com este avanço. No entanto, quando se analisam os benefícios terapêuticos de tais descobertas, o panorama é relativamente dececionante. A tecnologia necessária para corrigir o gene defeituoso ainda não foi totalmente desenvolvida.[10,70]

Muitos genes responsáveis por doenças da pele só recentemente foram identificados, o que atrasou ainda mais o desenvolvimento da terapia génica. Foram encontradas outras falhas, como o direcionamento correto dos genes e níveis de expressão deficientes. As técnicas actuais de terapia génica têm-se centrado na utilização de vectores virais, complexos lipídicos-DNA ou apenas DNA nu para a entrega de transgenes, tendo sido desenvolvidas várias técnicas para ultrapassar a barreira do estrato córneo e introduzir DNA diretamente na pele. Estas técnicas dividem-se em três categorias principais de terapia génica - *in vivo,* ex vivo e terapia génica fetal. Atualmente, a terapia genética bem sucedida está disponível apenas para algumas doenças. A terapia génica para doenças cutâneas é tecnicamente difícil porque a introdução de genes na pele e a sua manutenção a longo prazo são fastidiosas. No entanto, o método ex vivo de terapia genética foi utilizado com êxito no tratamento de doentes com epidermólise bolhosa juncional e ictiose ligada ao X. Do mesmo modo, a técnica de terapia génica in vivo foi utilizada com êxito em doentes com Xeroderma Pigmentosum. O desenvolvimento de sistemas eficazes de terapia génica depende da criação de modelos animais adequados para a doença em questão. Recentemente, desenvolvidos dois modelos de ratinhos para o estudo da epidermólise bolhosa simples e da hiperqueratose epidermolítica. Estes progressos introduzirão, sem dúvida, novas estratégias terapêuticas baseadas em genes para o tratamento das genodermatoses. A continuação da investigação ativa neste domínio trará novas esperanças de uma gestão eficaz destas doenças incuráveis no futuro[10,70].

PERSPECTIVAS FUTURAS EM GENODERMATOSES

A informação molecular exacta fará da terapia genética uma realidade do nosso tempo. Embora ainda se espere uma eventual cura das doenças genéticas através da substituição ou da modificação dos genes, existem atualmente tratamentos satisfatórios destinados a prevenir ou a modificar os efeitos deletérios de alguns genes defeituosos[5].

Os próximos anos prometem trazer novos e enormes aumentos na nossa compreensão das genodeimatoses. **A Sequenciação de Nova Geração (NGS)** está agora a ser aplicada ao estudo das doenças da pele. Esta nova tecnologia permite a análise rápida de centenas de genes numa única experiência. Este tipo de tecnologia tem o potencial de revolucionar os testes genéticos. É possível imaginar a utilização de NGS para sequenciar todos os exões de todos os genes da epidermólise bolhosa numa única execução, em vez de realizar PCR e sequenciação para cada uma das centenas de exões individuais. **A Sequenciação de Geração Futura (FGS)** está também a ser desenvolvida e espera-se que seja de uso comum nos próximos anos. O objetivo é sequenciar essencialmente todo o genoma de uma só vez, a um custo muito baixo. Isto permitiria alargar ainda mais os testes genéticos, incluindo o estudo de caraterísticas complexas. Do mesmo modo, seria viável sequenciar todo o genoma de um doente com uma doença de pele e avaliar apenas os genes relevantes, em vez de utilizar as tecnologias atualmente disponíveis para analisar um gene, ou mesmo o NGS para avaliar um subconjunto de genes[71,72].

CAPÍTULO 9

CONCLUSÃO

As doenças e síndromes dermatológicas são frequentemente diagnosticadas através da identificação de sinais e sintomas sistémicos. A patologia dentária é observada numa série de doenças dermatológicas, mas é frequentemente negligenciada. Várias doenças e síndromes cutâneas, relevantes para os dermatologistas, apresentam sinais dentários e patologia periodontal. Estas manifestações dentárias podem ser o primeiro sinal de quaisquer genodermatoses subjacentes não aparentes. Por conseguinte, uma apreciação dos sinais dentários específicos associados a doenças cutâneas pode ajudar no diagnóstico rápido e auxiliar efetivamente no tratamento de doentes com estas condições.[4]

CAPÍTULO 10

RESUMO DE VÁRIAS GENODERMATOSES ORAIS

Genodermatoses	Genetic Transmission	Gene Affected	Oral manifestation
Icthyosis	AD		Enamel hypoplasia, malformations of teeth, caries and periodontal disease, collodion baby with ectropion and eclabion
Sjogren –Larsson syndrome	AR	17p	Caries , periodontitis , malocclusion and enamel hypoplasia
Pappilon Lefevre syndrome		Cathepsin C gene (11q14-q21)	Inflammatory gingival enlargements, gingival ulceration, deep periodontal pockets, severe periodontal disease with destruction of alveolar bone.
Dariers disease	AD	ATP2A2 (12q23-24.1)	Rough, pebbly areas of papules giving rise to a characteristic cobblestone appearance.
Sturge Weber syndrome		Fibronectin gene	Unilateral lesion, port wine coloured patch, gingival hyperplasia, delayed eruption of teeth, increased bleeding after extractions.
Hereditary Hemorrhagic Telangiectasia Syndrome	AD	ENG(9p33-34) ACVRL(12q11-14), 5q31, 7p14	Oral lesions are punctate, spiderlike, and nodular on the vermillion border of lips, tongue with less often on palate and buccal mucosa. Hemorrhagic vesicles and ulcers on gingiva and oral mucosa.
Neurofibromatosis	AD	Chromosome 17	Soft pedunculated neurofibromas in labial and buccal mucosa, enlargement of fungiform papillae, oral pigmented macules.
Tuberous Sclerosis	AD	TSC1 TSC2	Dental pitting on labial surface of anterior teeth, multiple fibrous papules in oral cavity, fibrous gingival enlargement, high palate, cleft lip, palate and hemangioma.
Incontinentia Pigmenti	X -dominant	NEMO on Xq28	Oligodontia, peg, cone shaped teeth.
Carney Complex			Mucosal myxomas and neuromas, spotty hyperpigmentation on facial and vermilion areas of lips.
Chediak Higashi syndrome	AR	LYST or CHS1 1q42-43	Ulcerations of oral mucosa, severe gingivitis, glossitis, periodontal breakdown.
Ehler Danlos syndrome			Gingival hyperplasia, fibrous nodules, hypermobility of jaws, enamel hypoplasia, pulp stones, irregular dentin. **Gorlin's sign**
Lipid proteinosis	AR	ECM1 1q21	Yellowish white popular plaques, lips are thickened and nodular, enlarged tongue, recurrent painful parotitis, anodontia.
Marfan syndrome	AD	FBN1 (q15-q23)	High arched palatal vault, bifid uvula, malocclusion, multiple odontogenic cysts, and TMJ dysarthrosis.

Pseudoxanthoma elasticum	AD/AR		Patchy yellowish discolouration secondary to the altered elastic fibres of oral mucosa especially of lower lip. Prominent superficial vessels.
Progeria			Irregular secondary dentine, delayed eruption of teeth.
Focal dermal hypoplasia	X- linked dominant		Hypodontia, oligodontia, enamel dysplasia, papillomas in oral cavity, orofacial clefts, hypoplastic teeth, malocclusion.
Xeroderma Pigmentosum	AR		Lower lip is commonly affected, intraoral development of squamous cell carcinoma of gingiva, palate and tip of tongue, glossal telangiectasia.
Dyskeratosis congenita	X-linked recessive	DKC1	Intraorally the tongue, buccal mucosa, gingiva and palate develop bullae followed by erosions and leukoplakic lesions, chronic gingivitis, mucosal pigmentation and severe caries.
Peutz Jeghers syndrome	AD	LKB1	Perioral freckling, pigmented macules on vermillion zone, labial and buccal mucosa and tongue.
Multiple hamartoma syndrome	AD	PTEN	Multiple papules, nodules on lips , tongue, buccal mucosa which coalesce into plaques to form a cobblestone appearance, high arched palate, periodontitis, extensive dental caries.
Gardner syndrome	AD	FAP(5q21-22)	Supernumerary teeth, compound odontomes, hypodontia, abnormal tooth morphology, impacted or unerupted teeth.
Nevoid basal cell nevus syndrome	AD	PTCH	Multiple OKC, mild and mandibular prognathism, rib anomalies, vertebral anomalies.
Pachyonichia congenita	AD		Leukoplakia, thick white patches involving the palate, dorsum of tongue, natal and neonatal teeth, severe caries.
Ectodermal dysplasia			Conical teeth, anodontia, high palatal arch, reduced vertical dimention, protuberant lips.
Epidermolysis bullosa	AD		Enamel hypoplasia with pitting and severe caries, oral blisters and erosions and loss of tongue papillae, obliterations in oral vestibules, ankyloglossia, and microstomia, esophageal strictures, periodontal disease.
Multiple endocrine neoplasia (MEN) syndrome	AD	RET(10q11)	Oral mucosal neuromas, pedunculated nodules on buccal mucosa, thickening of lips as pebbly or blubbery, high arched palate.

White sponge nevus	AD		Oral mucosa is thickened, folded or corrugated with soft spongy texture (like chamois leather).
Down's syndrome	AD	Trisomy of chromosome 21	Hypoplastic teeth, late eruption of teeth, fissuring and thickening of lips.
Congenital erythropoetic porphyria	AR		Oral mucosa is pale and teeth are red to maroon in colour(erythrodontia), incisors are stained, canines are stained at cusp tips.
Hypomelanosis of Ito			Talons cusp, enamel defects, hypodontia, and irregularly placed teeth.
Hyperimmunoglobulin E syndrome (Job syndrome)			Generalized progressive periodontitis, oral infections, retention of primary teeth, lack of eruption of secondary teeth, delayed resorption of roots of primary teeth,

AR- Autossómica Recessiva
AD- Autossómica dominante

CAPÍTULO 11

REFERÊNCIAS

1. Rajendran R. Diseases of the skin (Doenças da pele). R Rajendran, B Sivapathasundharam. Livro de texto de Shafer sobre patologia oral. 7th edition. Nova Deli: Elsevier; 2012. p.807-844
2. Rimoin DL, Connor JM, Pyeritz RE. Emery and Rimoin's principles and practices of medical genetics (Princípios e práticas de genética médica de Emery e Rimoin). 3rd edição. New York: Churchill Livingstone; 1996. p. 1383-5.
3. Kumar S, Sehgal V.N, Sharma R.C.Common genodermatoses. Int J Dermatol. 1996;35:685-94.
4. Freiman A, Borsuk D, Barankin B, Sperber GH, Krafchik B. Manifestações dentárias de doenças dermatológicas. J Am Acad Dermatol. 2009;60(2):289-98.
5. Goldsmith LA, Epstein EH Jr. A genética em relação à pele. Freedberg IM, Eisen AZ, Wolff K, Austen KF, Goldsmith LA, Katz SI. Dermatologia de Fitzpatrick em medicina geral. 6ª edição. Nova Iorque: McGraw-Hill; 2003. p. 47-58.
6. http://www.math.mtu.edu/~shuzhang/MA5750/Lecturelout.pdf
7. http://ghr.nlm.nih.gov/handbook/basics/gene.pdf
8. Harper JI, Trembath RC. Genética e genodermatoses. In: Burns T, Breathnach S, Cox N, Griffiths C, editores. Rook's Textbook of dermatology. 7ª edição. Oxford: Blackwell Science; 2004. p.12.1-85.
9. Rudolf Happle. Principlals of Genetics, Mocaism and Molecular Biology (Princípios de genética, mocaísmo e biologia molecular). Irvine A.D, Hoeger P.H, Yan A.C. Harper's Textbook of Pediatric Dermatology. 3rd edição. Wiley- Blackwell.p.l 15.1-115.29.
10. Inamdar AC, Palit A. Genodermatoses. In: IVDL Textbook of Dermatology. Valia A.R, Valia R.G. vol 1,3rd edition, Bhalani publication, p.129
11. Newman J et al: Mutação no gene do recetor II da proteína morfogenética óssea como causa de hipertensão pulmonar primária numa grande família. N Engl J Med.2001;345:319.
12. Ferguson-Smith A, Surani M: Imprinting and the epigenetic asymmetry between parental genomes. Science.2001; 293:1086-9.
13. Jones P, Takai D: The role of DNA methylation in mammalian epigenetics. Science 2001; 293:1068-70.
14. Itin PH, Burgdorf WHC, Happle R, et al. Genodermatoses. In: Schachner LA, Hansen RC, editores. Pediatric Dermatology. 3rd edn. Edinburgh: Mosby; 2003. p. 263-3 84.
15. Mueller RF, Young ID, editores. Aconselhamento genético. In: Emery's elements of medical genetics. 11ª edn. Edinburgh: Churchill- Livingstone; 2001. p. 241 48.
16. Eady RAJ, McGrath JA. Diagnóstico pré-natal de doenças genéticas da pele. In: Burns T, Breathnach S, Cox N, Griffiths C, editores. Rook's Textbook of dermatology. 7th edn. Oxford: Blackwell Science; 2004. p. 13.1-13.
17. Mueller RF, Young ID, editores. Diagnóstico pré-natal de doenças genéticas. In: Emery's elements of medical genetics. 11ª edn. Edinburgh: Churchill-Livingstone; 2001. p. 303-11.

18. Irvine AD, McLean WHI. The molecular genetics of the genodermatoses: progress to date and future diretions (A genética molecular das genodermatoses: progressos até à data e direcções futuras). Br J Dermatol. 2003; 148:1-13.
19. James W.D, Berger T, Elston D.M. Andrews' Diseases of the Skin: Dermatologia Clínica. 10ª Edição. 2005. Saunders.
20. Spitz JL. Genodermatoses: Um guia clínico para doenças genéticas da pele. 2nd Ed. Lipincott Williams & Wilkins ;2005
21. Traupe H. (1989) The Ichthyoses: A guide to clinical Diagnosis, Genetic Counseling and Therapy. Springer-Verlag, Berlim.
22. Cockayne EA. Inherited abnormalities of the skin and appendages (Anomalias hereditárias da pele e apêndices). Londres: Oxford Press, 1933
23. Gebhardt R. Anomalias dos ouvidos e dos dentes como sintomas marginais na ictiose vulgar. Z Haut Geschlechtskr. 1966; 41(12):465-7.
24. Prasad RS, Pejaver RK, Hassan A, al Dusari S, Wooldridge MA. Gestão e acompanhamento de irmãos arlequim. Br J Dermatol. 1994; 130(5):650-3.
25. Caputo R, Tadini G: Atlas de Genodermatoses. Taylor & Francis;2006
26. Sjogren T. Oligofrenia combinada com eritrodermia ictiosiforme congénita, síndrome espástica e degeneração macular-retiniana; um estudo clínico e genético. Ata Genet Stat Med. 1956;6(1 Part 2):80-91.
27. Sjogren T, Larsson T. Oligofrenia em combinação com ictiose congénita e distúrbios espásticos; um estudo clínico e genético. Ata Psychiatr Neurol Scand Suppl. 1957;113:1-112.
28. De Laurenzi V, Rogers GR, Tarcsa E, Camey G, Marekov L, Bale SJ, Compton JG, Markova N, Steinert PM, Rizzo WB. A síndrome de Sjogren-Larsson é causada por uma mutação comum em doentes do norte da Europa e da Suécia. J Invest Dermatol. 1997; 109(1):79-83.
29. Forsberg H, Jagell S, Reuterving CO. Condições orais na síndrome de Sjogren-Larsson. Swed Dent J. 1983;7(4):141-51.
30. Haneke E. A síndrome de Papillon-Lefevre: queratose palmoplantar com periodontopatia. Relato de um caso e revisão dos casos na literatura. Hum Genet. 1979;51(l):l-35.
31. Bork K, Lost C. Sintomas cutâneos extrapalmoplantares e aspectos clínicos, etiológicos e imunológicos adicionais, em particular, na síndrome de Papillon-Lefevre. Hautarzt. 1980;31(4): 179-83.
32. Genodermatoses e síndromes congénitas. Bork K, Hoede N, Karting G. Diseases of the oral mucosa and the lips (Doenças da mucosa oral e dos lábios). Saunders. p258-93
33. Fonte de imagens na Internet
34. Ferris T, Lamey PJ, Rennie JS. Doença de Darier: caraterísticas orais e aspectos genéticos. Br Dent J. 1990;168(2):71-3.
35. Weathers DR, Driscoll RM. Doença de Darier da mucosa oral. Relato de cinco casos. Oral Surg Oral Med Oral Pathol. 1974;37(5):711-21.
36. Alonso E M, Sanchez J, Lalanza J J. Sindrome de Sturge Weber. Med Clin (Barc).2001;l 17:320.

37. Comi AM, Hunt P, Vawter MP, Pardo CA, Becker KG, Pevsner J. Increased fibronectin expression in Sturge-Weber syndrome fibroblasts and brain tissue. PediatrRes. 2003; 53:762-9.
38. Wannenmacher MF, Forck G. Alterações da mucosa bucal na síndrome de Sturge-Weber. Dtsch Zahnarztl Z. 1970; 25(10): 1030-5.
39. Garland HG, Anning ST. Telangiectasia hemorrágica hereditária: um estudo genético e bibliográfico. Br J Dermatol Syph. 1950; 62(7-8):289-310.
40. Bird RM, Hammarsten JF, Marshall RA, Robinson RR. A family reunion: a study of hereditary hemorrhagic telangiectasia. N Engl J Med. 1957; 257(3): 105-9.
41. Neville BW, Damn DD, Allen CM, Bouquot JE. Patologia Oral e Maxilofacial. 3rd Ed, Elsevier;2009
42. Riccardi VN. Neurofibromatose. Phenotype, Natural History and Pathogenesis. Baltimore: Johns Hopkins University Press, 1992, pp 108-118.
43. Riccardi VM. Neurofibromatose: heterogeneidade clínica. Curr Probl Cancer. 1982; 7:3-34.
44. Listernick R, Charrow J. Neurofibromatose-1 na infância. Em James WD, Cockerell CJ, Hwang ST, Maloney ME, Paller AS, editores. Advances in dermatology (Avanços em dermatologia). Vol 20. Philadelphia: Mosby; 2004.p. 75-115.
45. Gomez MR, ed. Tuberous Sclerosis. New York: Raven Press, 1988, pp 111-131.
46. Murti PR, Bhonsle RB, Mehta FS, Daftary DK. Lesões orofaciais da esclerose tuberosa. Int J Oral Surg. 1980; 9(4):292-7.
47. Bolognia J, Jorizzo J, Rapini R. Dermatologia. 1st ed. London: Mosby. 2003
48. Carney JA, Hruska LS, Beauchamp GD, Gordon H. Herança dominante do complexo de mixomas, pigmentação manchada e hiperatividade endócrina. Mayo Clin Proc. 1986; 61(3): 165-72.
49. Cook CA, Lund BA, Carney JA. Manchas pigmentadas mucocutâneas e mixomas orais: as manifestações orais do complexo de mixomas, pigmentação irregular e hiperatividade endócrina. Oral Surg Oral Med Oral Pathol. 1987; 63(2):175-83.
50. Jacobs P, Saxe N, Gordon W, Nelson M. Disqueratose congénita. Estudos hematológicos, citogenéticos e dermatológicos. Scand J Haematol. 1984; 32(5):461-8
51. Ogden GR, Connor E, Chisholm DM. Disqueratose congénita: relato de um caso e revisão da literatura. Oral Surg Oral Med Oral Pathol. 1988; 65(5):586-91.
52. Peutz JL. Um caso muito notável de polipose familiar da membrana mucosa do trato intestinal e da nasofaringe acompanhado de pigmentação peculiar da pele e da membrana mucosa. Ned Maandschr Geneeskd 1921; 10:134.
53. Gentry WC Jr, Eskritt NR, Gorlin RJ. Síndrome do hamartoma múltiplo (doença de Cowden). Arch Dermatol. 1974; 109(4):521-5.
54. Breton P, Cambazard M, Rougier M, Freidel M, Angoh JJ. Manifestações maxilofaciais da doença de Cowden. A propósito de 2 casos. Rev Stomatol Chir Maxillofac. 1988; 89(2):87-91.
55. Lachlan KL, Lucassen AM, Bunyan D, Temple IK. A síndrome de Cowden e a síndrome de Bannayan Riley Ruvalcaba representam uma condição com expressão variável e

penetrância relacionada com a idade: resultados de um estudo clínico de portadores da mutação PTEN. J Med Genet. 2007; 44(9):579-85.
56. Feinstein A, Friedman J, Schewach-Millet M. Pachyonychia congenita. J Am Acad Dermatol. 1988; 19(4):705-1 1.
57. Feinstein A, Friedman J, Schewach-Millet M. Pachyonychia congénita. J Am Acad Dermatol. 1988; 19(4):705-11.
58. Anneroth G, Isacsson G, Lagerholm B, Lindvall A-M, Thyresson N. Paquioníquia congénita. Um estudo clínico, histológico e microradiográfico com especial referência às manifestações orais. Ata Derm Venereol. 1975; 55(5):387-94.
59. McLean WH, Irvine AD. Disorders of keratinisation: from rare to common genetic diseases of skin and other epithelial tissues. Ulster Med J. 2007; 76(2):72-82.
60. Ryan FS, Mason C, Harper JI. Displasia ectodérmica - uma apresentação dentária invulgar. J Clin PediatrDent. 2005; 30(1):55-7.
61. Paschos E, Huth KC, Hickel R. Tratamento clínico da displasia ectodérmica hipohidrótica com anodontia: relato de caso. J Clin Pediatr Dent 2002; 27(1):5-8.
62. Pearson RW. Tipos clinicopatológicos de epidermólise bolhosa e suas complicações não dermatológicas. Arch Dermatol. 1988; 124(5):718-25.
63. Winstock D. Oral aspects of epidermolysis bullosa (Aspectos orais da epidermólise bolhosa). Br J Dermatol. 1962;74:431-8.
64. Hand JL, Rogers RS 3rd. Manifestações orais de genodermatoses. Dermatol Clin. 2003; 21(1):183-94.
65. Jorgenson RJ, Levin S. Nevo de esponja branca. Arch Dermatol. 1981;117(2):73-6.
66. Fayle SA, Pollard MA. Porfíria eritropoiética congénita - manifestações orais e tratamento dentário na infância: relato de um caso. Quintessence Int. 1994;25(8):551-4.
67. Happle R, Vakilzadeh F.Cúspides dentárias hamartomatosas na hipomelanose de Ito. Clin Genet. 1982; 21(1):65-8.
68. Roberts MW, Atkinson JC. Manifestações orais associadas à deficiência de adesão de leucócitos: um estudo de caso de cinco anos. PediatrDent. 1990; 12(2):107-1 1.
69. Dodge JA, Kernohan DC. Síndrome oral-facial-digital. Arch Dis Child. 1967; 42(222):214-9.
70. Del Rio M, Gache Y, Jorcano JL, Meneguzzi G, Larcher F. Current approaches and perspectives in human keratinocyte-based gene therapies. Gene Ther. 2004; 11 Suppl 1:S57-63.
71. Frances J.D. Smith e W.H. Irwin McLean. Genodermatoses: Inherited Diseases of the Skin (Doenças Hereditárias da Pele). In: Murphy Michael J, editor. Molecular Diagnostics in Dermatology and Dermatopathology (Diagnóstico Molecular em Dermatologia e Dermatopatologia). 1st edn Totowa, NJ: Humana Press; 2011. P379-409
72. Long HA, McMillan JR, Qiao H, Akiyama M, Shimizu H. Avanços actuais na terapia genética para o tratamento de genodermatoses. Curr Gene Ther. 2009; 9(6):487-94.

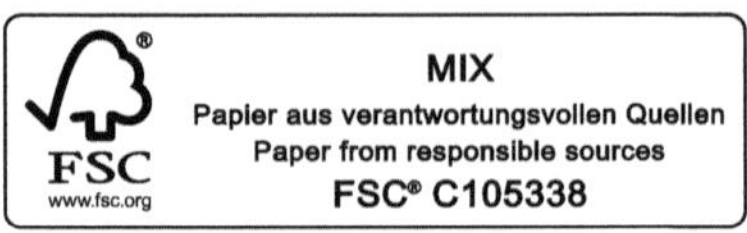

Printed by Books on Demand GmbH, Norderstedt / Germany